人体の構造からわかる 看護技術のエッセンス

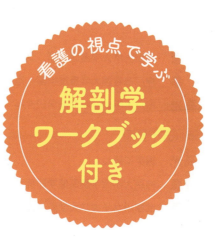
看護の視点で学ぶ
解剖学ワークブック付き

監修 三木明徳
編集 三谷理恵・澁谷幸・荒川高光

医歯薬出版株式会社

執筆者一覧

監 修
三木明徳（みきあきのり）　神戸大学　名誉教授
　　　　　　　　　　　　神戸総合医療専門学校　学校長

編 集
三谷理恵（みたにりえ）　兵庫医療大学看護学部　講師
澁谷　幸（しぶたにみゆき）　神戸市看護大学看護学部　准教授
荒川高光（あらかわたかみつ）　神戸大学大学院保健学研究科リハビリテーション科学領域　准教授

執 筆（五十音順）
荒川高光（あらかわたかみつ）　編集に同じ
石井豊恵（いしいあつえ）　神戸大学大学院保健学研究科看護学領域　教授
片山　恵（かたやまめぐみ）　武庫川女子大学大学院看護学研究科　教授
澁谷　幸（しぶたにみゆき）　編集に同じ
築田　誠（つくだまこと）　兵庫県立大学看護学部　講師
中西泰弘（なかにしやすひろ）　神戸大学大学院保健学研究科看護学領域　講師
福田敦子（ふくだあつこ）　神戸大学大学院保健学研究科看護学領域　講師
細名水生（ほそなみお）　神戸大学大学院保健学研究科看護学領域　講師
三木明徳（みきあきのり）　監修に同じ
三谷理恵（みたにりえ）　編集に同じ

This book was originally published in Japanese
under the title of :

JINTAI NO KOZO KARA WAKARU
KANGOGIJUTSU NO ESSENSU
KANGO NO SHITEN DE MANABU
KAIBOGAKU WA-KUBUKKU TSUKI

(Essence of Nursing Skills seen from the Structure of a Human Body
with Anatomy Workbooks from the Perspective of Nursing)

Editors :
MITANI, Rie et al.

MITANI, Rie
　(Lecturer, Hyogo University of Health Sciences)

© 2019　1st ed.
ISHIYAKU PUBLISHERS, INC.
　7-10, Honkomagome 1 chome, Bunkyo-ku,
　Tokyo 113-8612, Japan

刊行にあたって

　臨床の場で看護師が担当する仕事は多岐にわたっているが，中でもバイタルサインの観察やフィジカルアセスメントは適正に行わなければならないし，注射や喀痰吸引，導尿や浣腸などは安全かつ確実でなければ医療事故のもとになり，危険である．これらの看護技術が「身体の構造や機能」すなわち解剖学や生理学に基づいていることは言うまでもないが，特に初心者にとって，看護技術と解剖・生理学との関係を理解するのは必ずしも容易なことではない．

　四半世紀程前に，私は医学部保健学科に配置転換となり，看護や検査技術，理学・作業療法などのコメディカル学科で解剖学を担当することになった．保健学科では医学科に比べて解剖学に使える時間が少ないし，学科ごとに時間数も異なる．また，まだ漠然とではあったが，医療職種が異なればそれぞれに必要な解剖学も違うのではないかと思うようになった．そこで，各学科の先生方に意見や要望を聞き，それらに基づいて講義や実習を学科ごとに組み立てた．そして内科や外科，整形外科，産科・婦人科などの医系教員やコメディカル教員の応援を仰ぎ，かなり充実した「肉眼解剖の実習見学」を全学科で始めた．解剖学教育に強い関心を持ってくれた看護学の若手教員はこの実習見学に当初から参加したが，やがて自分達で看護学を念頭に置いた「解剖学演習マトリックス」を作成し，それに基づいて実習見学が行われるようになると，そのレベルが飛躍的に向上した．本書の出発点はまさにこの「解剖学演習マトリックス」である．そして本書を執筆したメンバーの大半が，今ではベテラン教員になって各方面で活躍している「当時の若手教員」であり，長年の仲間である．

　様々な看護技術を習得するには，経験豊富な先輩の指導や助言を仰ぐのが最も近道である．これに加えて「何のためにするのか？」，「なぜそのようにするのか？」，「どこに危険性が潜んでいるのか？」など，看護技術に関する解剖・生理学的知識が加われば，より適正で，安全かつ確実な看護を実践することができる．解剖学に強い関心を持つ看護教員と，看護技術に興味を持つ解剖教員の合作である本書が，その一助となれば幸いである．

　最後に，貴重な解剖学実習見学の機会を与えて下さった神戸大学名誉教授の寺島俊雄先生，神戸大学大学院医学研究科生理学・細胞生物学講座生体構造解剖学分野教授の仁田亮先生，並びに実習見学を様々な面でサポートして下さった同講座技術員の薛富義，崎浜吉昭の両氏に深謝いたします．また本書の刊行に当たっては，献身的にお世話頂いた医歯薬出版株式会社の担当編集の方々に篤くお礼申し上げます．

平成31年1月

さぬき明徳塾にて
三木 明徳

はじめに

　看護職は，生命を育み守る，生活を支えるといった活動を通して，人々のより健康で豊かな人生に貢献する専門職である．その専門的活動を遂行するには，「ひと」の理解と，安全かつ正確な看護技術の習得は欠かせない．それらの理解や技術を支えているのは，生物体としての人体の構造や機能に関する知識である．すなわち，生命の営みや生活機能がどのような仕組みで成り立っているのかという解剖生理学の知識なのである．さらに，現代の医療現場は多様な医療職が協働する多職種連携として実践されている．医療チームの中で，対象者を理解しあうためには，互いの議論が必要であるが，その際に「解剖学」の知識は共通言語として機能する．つまり，私たち看護職には，看護学独自の視点と同時に医療チームのメンバーと共通理解する視点を兼ね備えていることが求められている．

　このように，看護職にとって解剖学は必須の知識であることは言うまでもないが，一方で，解剖学は苦手だと思う人も多いと思う．解剖学の用語は難解に感じるし，覚えることが多い．つまり「暗記」科目だと感じている人が多いかもしれない．しかし，看護実践に活用し，医療チーム内での共通言語として身に付けるには，暗記だけでは不十分である．本書は，解剖学の知識を日々の看護実践に活用していけるように，そして，看護技術や看護実践を通して，共通言語としての解剖学を理解できることを目指して作成してきた．そのため，本書は単なる技術の手順書や根拠の列挙ではなく，人体の構造の理解から看護技術を学ぶことを重視している書籍である．

　序章では身体を系統的に把握するために必要となる基準線と骨性指標の確認方法を具体的に示した．
各章は，解剖学の知識と看護技術のつながりを示し，看護技術のポイントを提示した．
各章の発展学習では臨床現場で行われる実践を踏まえ解説している．COLUMNでは，看護実践に関するいくつかのテーマについて解剖学や発生学的見地から解説している．「自分の体で確認しよう！」のコーナーは，読者が自身の体や友人間で確認しあえる内容を提示した．実践してみることで解剖学の知識を深め，日々の看護実践につなげてほしい．

　最後に，別冊として，人体解剖学見学実習にも活用できる「看護の視点から学ぶ解剖学ワークブック」を作成した．人体解剖学見学実習の機会がある読者には，ワークブックを活用し，看護の視点から，人体の構造とその奥深さを学んで欲しいと願っている．また，たとえ人体解剖学見学実習の機会はなくとも，このワークブックを通して看護の視点から解剖学の知識を見直し，看護技術への活用につながることを願っている．

　本書は，人体解剖学見学実習において学生指導を担当してこられた多くの先生方のご協力と教育実践の積重ねが原点となっている．人体解剖学見学実習に関わられた全ての先生方に感謝申し上げたい．また，人体解剖学見学実習に真摯に取り組み，我々に学ぶ姿を示してくれた学生たちにも感謝したい．彼らの姿が本書出版の動機となり，我々の執筆活動の支えであったことは間違いない．本書を手にされる多くの学生や，解剖学，看護技術を教授する先生方の学習―教授活動の一助となることを心から願っている．

平成31年1月

編者一同

Contents

序章　看護技術に必要な体表解剖学　三谷理恵　　1

I 体幹の基準線と骨性指標の理解　　2

1 体幹前面の基準線と骨性指標 …………………………………………… 2
1) 体幹前面の骨性指標 ……………………………………………………… 2
2) 体幹前面・側面の基準線 ………………………………………………… 3
   (1) 体幹前面の垂線 …………………………………………………… 3
   (2) 体幹側面の垂線 …………………………………………………… 3
   (3) 体幹前面の水平線 ………………………………………………… 4
3) 体幹前面における骨性指標の確認法 …………………………………… 4

2 体幹後面の基準線と骨性指標 …………………………………………… 6
1) 体幹後面の骨性指標 ……………………………………………………… 6
2) 体幹後面の基準線 ………………………………………………………… 6
   (1) 体幹後面の垂線 …………………………………………………… 6
   (2) 体幹後面の水平線 ………………………………………………… 6
3) 体幹後面における骨性指標の確認法 …………………………………… 7
   (1) 第7頸椎棘突起 …………………………………………………… 7
   (2) 肩甲骨 ……………………………………………………………… 7
   (3) 肩峰の確認法 ……………………………………………………… 8
   (4) 第12肋骨の確認法 ………………………………………………… 8
   (5) 腸骨稜，上前腸骨棘，上後腸骨棘の確認法 …………………… 9
   (6) 仙骨と尾骨の確認法 ……………………………………………… 9

3 下肢の骨性指標 …………………………………………………………… 10
1) 大転子 ……………………………………………………………………… 10
2) 腓骨頭 ……………………………………………………………………… 11

4 身体の基準線，骨性指標と看護技術とのつながり …………………… 11
1) 心臓の位置 ………………………………………………………………… 11
2) 肺と気管支 ………………………………………………………………… 11
3) 腹部の区分 ………………………………………………………………… 12
4) 背部からの腎臓・尿管の位置 …………………………………………… 13
5) 筋肉注射部位の同定 ……………………………………………………… 13

● COLUMN　身体の相対的位置や運動の方向を表す解剖学用語　三木明徳 …………… 15

第1章 生命徴候の観察　石井豊恵・築田 誠　17

I 脈拍測定　石井豊恵　18

1 脈拍の成り立ち …… 18
1）脈拍と心拍の関係 …… 18

2 脈拍が触知できる部位と触知のコツ …… 19
1）ワンアクションで触知するために …… 19
2）3本の指をそろえて触知するワケ …… 22

📖発展学習　脈拍の左右差が教えてくれること …… 24
●COLUMN　心臓死と脳死　三木明徳 …… 25

II 血圧測定　石井豊恵　28

1 血圧の成り立ち …… 28
1）血圧と心拍出量や末梢血管抵抗との関係 …… 28
2）血圧測定の方法と測定部位 …… 29

2 正確に測定する技術とその解剖学的根拠 …… 30
1）マンシェットを巻く位置とサイズ …… 30
2）聴診器を当てる部位 …… 32

📖発展学習　触診法と聴診法 …… 33

III 呼吸状態の観察　築田 誠　34

1 呼吸器の構造 …… 34
1）呼吸器の構造 …… 34
2）体表から見た肺・気管支の位置 …… 35

2 呼吸状態の観察方法とその根拠 …… 36
1）呼吸運動を診る …… 36
2）患者に気づかれないように診る …… 37
3）呼吸音を聴く …… 37
4）呼吸の観察をすべきタイミング …… 38

●COLUMN　なぜ肺胞は膨らんだりしぼんだりするの？
　―弾性線維と肺サーファクタント―　三木明徳 …… 40

Contents

■ 自分の体で確認してみよう！ ……………………………………………………… 41

第2章 呼吸を整える援助技術　築田 誠　43

I 安楽な呼吸の維持　44

1 安楽な呼吸とは（呼気と吸気の関係）……………………………………… 44
1）換気効率の良い呼吸 ……………………………………………………… 44

2 呼吸がしやすい体位 ………………………………………………………… 46
1）気道が確保されている …………………………………………………… 46
2）呼吸に必要な筋肉が動きやすいように整える ………………………… 46
3）分泌物を出しやすくする体位（重力を利用する）…………………… 47
4）正常な肺胞と血液が接触する面積が多くなるように（換気血流比）… 48

● COLUMN　起座呼吸はどうして安楽なのか？　三木明徳 ……………… 49

II 吸引法　50

1 口腔・鼻腔吸引 ……………………………………………………………… 50
1）口腔・鼻腔吸引チューブの長さ ………………………………………… 50
2）鼻腔吸引チューブの挿入方向 …………………………………………… 50
3）口腔吸引と鼻腔吸引はセットではない！ ……………………………… 51

2 気管吸引 ……………………………………………………………………… 51
1）気管吸引チューブの挿入 ………………………………………………… 51
2）1回の吸引時間と吸引圧 ………………………………………………… 52
3）気管吸引の効果 …………………………………………………………… 52

● COLUMN　痰ってなに？　三木明徳 …………………………………… 53
■ 発展学習　排痰のためのポイント ………………………………………… 54

第3章　食と栄養摂取を支える技術　澁谷 幸　55

I 食事介助　56

1 安全な食事姿勢　56
1）食塊の経路と姿勢　56
2）食塊と空気の交通整理のしくみ　56

2 誤嚥を防ぐ食事介助のポイント　58
1）可能な限り座位に！　58
2）頸部が後屈しない介助方法　58

- COLUMN　誤嚥するのはヒトだけ？　三木明徳　60
- 発展学習　摂食・嚥下リハビリテーションと発声練習の関係　62

II 経管栄養法　63

1 経鼻栄養チューブの挿入　63
1）経鼻栄養チューブの挿入方向とタイミング　63
2）経鼻栄養チューブの経路　64
3）経鼻栄養チューブの長さ　64

2 栄養剤の注入　66
1）注入前の確認　66

■自分の体で確認してみよう！　67

Contents

第4章 排便・排尿を支える技術　福田敦子・片山 恵　69

I 腹部の観察　福田敦子　70

1 腹部臓器の位置関係 ... 70
1）腹部の基準線と区分 ... 70
2）腹部の立体的な位置関係 ... 70
- COLUMN 開腹術後のカテーテルの留置場所
  —胃や肝臓の後ろにも網嚢という腹膜腔がある—　三木明徳 ... 73
- 発展学習　ダグラス窩（直腸子宮窩）の臨床的意義 ... 76

2 腹部の観察 ... 77
1）腹部の観察の順序 ... 77
2）腹部の観察方法 ... 77
- 発展学習　痛みの不思議！原因の手掛かりになる『関連痛』を理解しよう！ ... 78

II 排泄の援助　片山 恵　79

1 排泄しやすい体位 ... 79
1）直腸・肛門・骨盤底筋の構造と排便の関係 ... 79
2）膀胱・尿道の構造と排尿の関係 ... 80

2 排泄介助 ... 81
1）床上での援助 ... 81
2）トイレでの援助 ... 82
- 発展学習　骨盤底筋群を鍛えて尿失禁を改善・予防しよう！ ... 83

III 浣腸　片山 恵　84

1 安全な体位 ... 84
1）左側臥位の必要性 ... 84
2）立位での浣腸の危険性 ... 84

2 安全な挿入 ... 85
1）どこまで挿入するか ... 85

IV 導尿　片山　恵　87

1 導尿カテーテルの挿入 …… 87
　1）女性の場合 …… 87
　2）男性の場合 …… 88

2 導尿の安全性・確実性 …… 89
　1）無菌状態の維持 …… 89
　2）膀胱への到達の確認 …… 89

3 膀胱留置カテーテル法 …… 90
　1）バルーンの固定のタイミング …… 90
　2）体表でのカテーテルの固定方法 …… 90

■ 自分の体で確認してみよう！ …… 92

第5章　安楽な姿勢・歩行を支える援助技術　三谷理恵・荒川高光　93

I 姿勢の保持　94

1 姿勢の維持 …… 94
　1）ヒトの骨格と姿勢 …… 94
　2）姿勢の安定：支持基底面と重心の位置 …… 94

2 安楽で安定した体位の保持を援助する技術 …… 96
　1）支持基底面を広くして，体圧を分散させる …… 96
　2）体位の保持に伴う二次障害を起こさない：褥瘡，神経障害の予防 …… 96
　3）機能的肢位（良肢位）を考える …… 97
　　発展学習　関節可動域と援助のつながり …… 98

II 歩行介助　100

1 立位から歩行へ．そのメカニズム …… 100
　1）安定した立位とは …… 100
　2）歩行を可能にする関節の動きと筋 …… 102

2 歩行介助のポイント …… 103

Contents

  1) 歩行の支持方法 ……………………………………………………… 103
  2) 付き添う場合の看護師の立ち位置 …………………………………… 103
- 発展学習　歩行につながるリハビリテーション
  —理学療法士の視点から— ……………………………………………… 104
- COLUMN　歩行にまつわる脊柱の解剖学　荒川高光 …………………… 105

第6章　与薬の技術：注射法　細名水生・中西泰弘　107

Ⅰ 皮下注射　細名水生　108

1 皮下注射に適した部位 …………………………………………… 108
  1) 皮下組織とは ……………………………………………………… 108
  2) 皮下注射として適切な部位 ……………………………………… 109
2 安全な刺入方法 …………………………………………………… 110
  1) 確実に皮下組織に刺入する ……………………………………… 110
  2) 神経損傷を避ける ………………………………………………… 110
- 発展学習　インスリン自己注射を腹部に行うのはなぜか？ ……… 112

Ⅱ 筋肉注射　細名水生　113

1 筋肉注射に適した部位 …………………………………………… 113
  1) 筋肉組織の特徴 …………………………………………………… 113
  2) 中殿筋での筋肉注射 ……………………………………………… 113
  3) 三角筋での筋肉注射 ……………………………………………… 114
2 安全な刺入方法 …………………………………………………… 115
  1) 確実に筋肉に刺入する …………………………………………… 115
  2) 神経損傷と血管への注入を避ける ……………………………… 116
  3) 刺入痛の軽減 ……………………………………………………… 115
- 発展学習　筋肉注射に関する研究の動向 ………………………… 118

Ⅲ 静脈注射　中西泰弘　119

1 静脈注射に適した血管 …………………………119
　1）静脈の構造 …………………………………119
　2）静脈注射に用いる血管 ……………………120
　3）血管選定の条件 ……………………………120

2 確実に静脈内に刺入する方法 …………………122
　1）刺入角度と静脈の深さ ……………………122
　2）静脈の走行と刺入の方向 …………………122
　3）適切な道具の選択 …………………………123
　📖発展学習　静脈注射や採血に伴う神経損傷について …………………124
　●COLUMN　からだの物差し　三木明徳 …………………125

■自分の体で確認してみよう！ …………………127

序章

看護技術に必要な体表解剖学

I 体幹の基準線と骨性指標の理解

　看護師が患者の様子を観察するときや注射などを安全に行うためには，観察部位や注射部位を正確に特定する必要があります．また体表から，体内にある臓器の位置や大きさ，形をイメージすることも大切です．例えば呼吸音を聴診するとき，どこに気管や気管支，肺があるのか，その位置を体表から特定できなければ，本当にそこで聴診した音が気管や気管支からのものなのかを確信することができません．さらにチーム医療において，患者から得られた所見を専門職同士で情報交換する際に，医学・医療の共通言語の1つである解剖学用語を用いて説明することが求められます．この章では，看護技術に必要な骨性指標や体幹の基準線について学び，実際に使えるようにしましょう！

学習目標

☑ 体幹の前面と後面にある主要な骨性指標が触れられるようになる．
☑ 骨性指標をもとに，体幹の前面と後面の基準線が正確にひけるようになる．
☑ 基準線を使って主要な内臓の位置を体表に投影することができるようになる．

1 体幹前面の基準線と骨性指標

　体表から触知できる骨（骨性指標）を通る垂線と水平線によって身体を区分すると，より正確に身体の部位を表現することができます．図を見ながら，体幹前面（身体の前面）の重要な骨性指標を理解していきましょう．そして，p4以降を活用して，実際にその骨性指標に触れてみましょう．

1）体幹前面の骨性指標

　体幹前面において重要な骨性指標となるのは**鎖骨，胸骨，肋骨，骨盤**です（）．
　①**鎖骨**：全体として緩やかなS字状をしている細長い骨で，胸骨柄と肩甲骨の肩峰を連結しています．
　②**胸骨**：前胸部の中央にあるネクタイのような形をした骨で，**胸骨柄，胸骨体，剣状突起**の3部に分かれます．胸骨柄と胸骨体の会合部を**胸骨角**といい，ここに第2肋軟骨が関節します．胸骨角は胸部の骨性指標としてとても重要です．
　③**肋骨**：弓状の細長い骨で，**12対**あります．このうち，上から10対は胸骨と直接あるいは間接的に連結していますが，第11，12肋骨は胸骨とは連結しておらず，浮遊肋とよばれます．
　④**肋骨弓**：第7～10肋軟骨によって作られており，胸骨体と剣状突起の結合部（胸骨剣状突起結合）から外下方に弓状に伸びています．

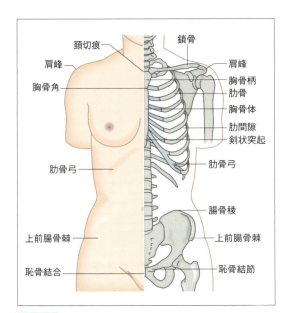

図0-1 体幹前面の骨性指標

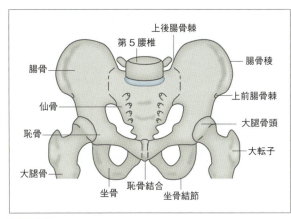

図0-2 身体前面からみた骨盤

⑤**骨盤**：骨盤は，左右の寛骨と，骨盤の後壁となる仙骨と尾骨で構成されています（図0-2）．

寛骨は，上半分を占める腸骨と，下半分の前部を占める恥骨，下半分の後部を占める坐骨からできています．左右の恥骨は，体幹前面の正中で線維軟骨により連結していて，ここを恥骨結合といいます．また，坐骨の下の端は下方に向かって膨隆していて，これを坐骨結節といいます．

腸骨の上縁を腸骨稜といいます．腸骨稜の前端で，前方に突出している部分を上前腸骨棘，腸骨稜の後端でやや膨隆している部分を上後腸骨棘といい，殿部の筋肉注射をするときに必要な骨性指標です．

2）体幹前面・側面の基準線

骨性指標を基準とし，身体の上下方向にひく基準線（垂線）と，身体の左右方向にひく基準線（水平線）を確認してみましょう．

（1）体幹前面の垂線（図0-3）

①**前正中線**：体幹前面の正中（身体の中心）を走る垂線です．

②**鎖骨中線**：鎖骨の中央を通る垂線です．心電図をとるときなどで活用できる重要な基準線です．

（2）体幹側面の垂線（図0-3）

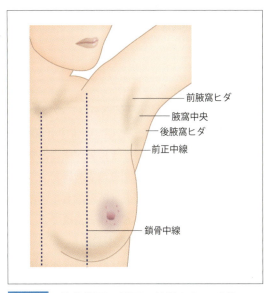

図0-3 体幹前面・側面の基準となる垂線

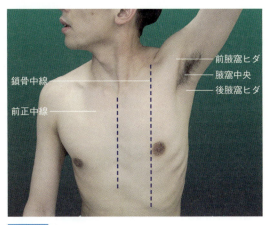

図0-4 体幹側面の垂線

身体の側面は，腋窩を中心に基準線がひかれます．腋窩は腋の下にあるくぼみで，その前縁と後縁となる皮膚の高まりを前腋窩ヒダ，後腋窩ヒダ（図0-4）とよびます．この前腋窩ヒダと後腋窩ヒダは，上

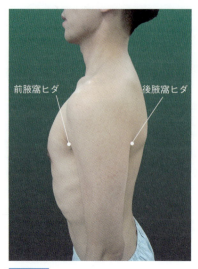

図0-5　腋窩ヒダ

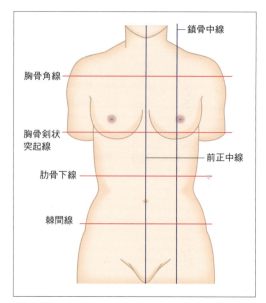

図0-6　体幹前面の水平線

肢を体幹の横につけて，「気をつけ」の姿勢をとったときの，上腕と胸，上腕と背中の境の一番上の端を通る垂線の位置とほぼ一致しています（図0-5）．これらを指標に体幹側面には以下の3本の垂線がひかれ，心電図を測定するときに欠かすことができない重要な基準線です．

①**前腋窩線**：前腋窩ヒダを通る垂線です．
②**中腋窩線**：腋窩の中央（腋の最もくぼんでいる部位）を通る垂線です．
③**後腋窩線**：後腋窩ヒダを通る垂線です．

（3）**体幹前面の水平線**（図0-6）
①**胸骨角線**：胸骨角（胸骨柄と胸骨体の接合部）を通る水平線で，第4胸椎の高さにあたります．
②**胸骨剣状突起線**：胸骨体と剣状突起の結合部を通る水平線で，左右の肋骨弓が正中線上で交わる高さで，横隔膜のほぼ最高点にあたります．
③**肋骨下線**：正確には第12肋骨の先端を通る水平線ですが，肋骨弓の最下端となる第10肋軟骨を通る水平線と大きな違いはありません．
④**棘間線**：左右の上前腸骨棘を結ぶ線です．

3）**体幹前面における骨性指標の確認法**

ここでは，臨床的に利用されることが多い**胸骨角**，**肋間**，**肋骨弓**を確実に触知できるようになりましょう．なお腸骨稜，上前腸骨棘，上後腸骨棘はまとめて体幹後面で説明します．

①**胸骨角の確認方法**（図0-7）

胸骨角は頸切痕から4cmほど下にあります．自分の指を胸骨のそのあたりに置き，胸壁をなぞるように上下に動かすと，わずかな段差を感じます．ここが「胸骨角」です．

②**肋間の確認方法**（図0-8，図0-9）

胸骨角が分ったら，その高さで指を2cmほど右あるいは左に移動させ，指を上下に動かすと**第2肋軟骨**が確認できます．その下に第3肋軟骨があり，第2と第3肋軟骨の間で，柔らかいところが**第2肋間隙（第2肋間）**です．胸骨の右縁あるいは左縁に沿って少しずつ指を下方に移動させ，順に肋骨や肋間隙を数えていきましょう．

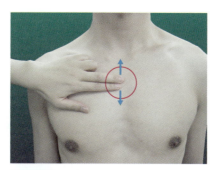

図0-7　胸骨角の確認方法

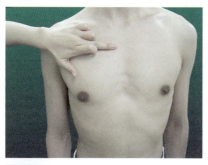

図0-8　肋骨と肋間の確認方法①
第2肋骨を中指で触れている．

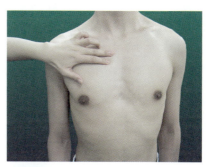

図0-9　肋骨と肋間の確認方法②
第2肋骨隙（第2肋間）を示指で触れている．

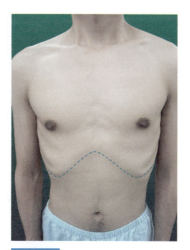

図0-10　肋骨弓

③肋骨弓の確認方法（図0-10）

　肋骨弓は左右を合わせると胸骨剣状突起結合（ミズオチのあたり）を頂点として「富士山の稜線」のように外下方に拡がっています．肋骨弓に指を当て，肋骨弓に対して直角の方向に動かしながら指を移動させていくと，全長にわたって肋骨弓が触知できます．

2 体幹後面の基準線と骨性指標

体幹前面と同様に，体幹後面（背中側）の重要な骨性指標と基準線を確認していきましょう．

1）体幹後面の骨性指標

体幹後面の骨性指標として重要なものは脊柱の**棘突起**，**肩甲骨**，**肋骨**，**腸骨稜**と**仙骨**および**尾骨**です（図0-11）．

①**脊柱**：7個の頸椎，12個の胸椎，5個の腰椎，5個の仙椎からなる仙骨，3～5個の尾椎からなる尾骨が上下に連なってできる体幹の支柱で，体幹後壁の中央を上下方向に走っています．

②**棘突起**：椎骨から後方に伸びる突起で，体幹後面の正中線（後正中線）上を上下に並んでいます．例えば，背中で肺の聴診部位を確認するときや，臓器の位置を同定するとき，腰椎麻酔時の位置を決めるときなどに重要な指標になります．

③**肩甲骨**：逆三角形をした扁平な骨で，肋骨の背面に張り付いています．肩甲骨内側縁の上端を**上角**，下端を**下角**といいます．また，肩甲骨内側縁の上1/4あたりから**肩甲棘**が上外方に伸び，その外側端が**肩峰**になります．

肩甲骨は，脊椎の棘突起の位置を確認するときの基準として活用できます．また，肩峰は三角筋への注射部位を決めるときに重要です．

④**肋骨**は，背部では12対すべてが胸椎と連結（肋椎関節）しています．

2）体幹後面の基準線

（1）体幹後面の垂線（図0-12）

①**後正中線**：体幹後面の正中（背中の中心）を通る垂線で，椎骨の棘突起が上下に並んでいます．

②**肩甲線**：肩甲骨の内側縁を通る垂線で，脊柱とほぼ平行に走ります．

（2）体幹後面の水平線

①**肩甲棘線**：肩甲棘の内側端同士を結ぶ水平線で，この高さに**第3胸椎**の**棘突起**があります．

②**肩甲下角線**：肩甲骨下角同士を結ぶ水平線で，この高さに**第7胸椎**の**棘突起**があります．

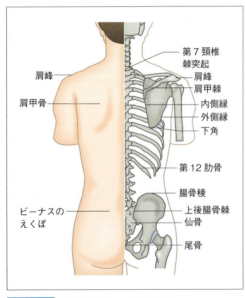

図0-11 体幹後面の骨性指標

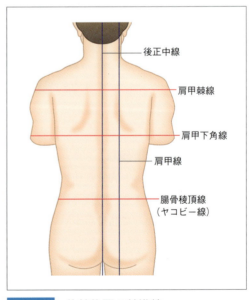

図0-12 体幹後面の基準線

③**腸骨稜頂線（ヤコビー線）**：左右の腸骨稜の最上点同士を結ぶ水平線で，この高さに**第4腰椎の棘突起**があります．

3）体幹後面における骨性指標の確認法
（1）第7頸椎棘突起（図0-13）
第7頸椎の棘突起は，うなずいたときに最も後方に突出しますので，棘突起を数えるときの起点になります．頸部を前屈してもらい，後正中線上で第7頸椎の棘突起が確認できたら，少しずつ下方にずらして，胸椎の棘突起を順に触れていきます．上に向かってずらしていくと頸椎の棘突起が触れますが，頸椎では上にいくにつれて棘突起が深くなりますので，だんだんと触りにくくなります．

（2）肩甲骨
肩甲骨の内側縁は後正中線から約10 cmのところをほぼ垂直に走っています．このあたりに指を当て，指を左右に動かしながら上方に移動させ，内側縁が触れなくなったところが**上角**，下方に移動さて触れなくなったところが**下角**です（図0-14）．肩甲棘内側端は肩甲骨の上1/4あたりにあります．

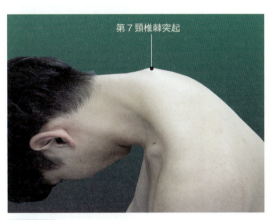

図0-13　第7頸椎棘突起

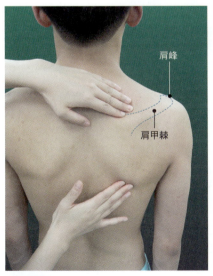

図0-14　肩甲骨の触察
※ 左手　示指が，肩甲棘の内側端
※ 右手　中指が，肩甲骨下角を示している．

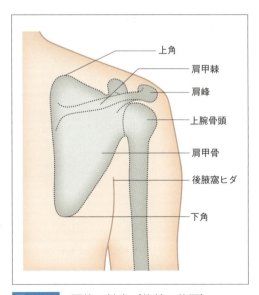

図0-15　肩峰の触察（体幹の後面）

（3）肩峰の確認法

肩峰は三角筋注射を行う際に必ず同定しなければならない重要な骨性指標です．

肩峰は一般的に「肩で最も外方に出ているところ」といわれますが，肩で最も外方に突出している部位は上腕骨の大結節で，ここから3横指下に注射針を刺すと大変なことになりかねません．すでに述べたように，**肩峰は肩甲棘の外側端です**（図0-15）．ですから，肩甲骨の上1/4あたりを上外方に伸びる**肩甲棘内側端**を確認し，それを外側に追いかけていくと，その外側端で確実に**肩峰**を触知することができます（図0-16，図0-17）．肩峰は前後に3〜4 cmの幅を持っていることも確認しておきましょう．

（4）第12肋骨の確認法

第12肋骨は浮遊肋で，その長さも短いので，体幹の側面よりも後ろで終わっています．したがって第12肋骨を触知するときは，患者と向かい合って立ちます．示指〜小指を揃えて小指を腸骨稜の上に置き，示指の指先を側腹壁に少し強めに押し込むと，指先に第12肋骨の先端が触れます（図0-18）．

第12肋骨を脊柱までたどると，その高さにあるのは第11胸椎の棘突起で，その1つ下にあるのが第

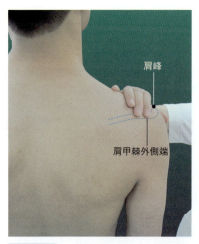

図0-16 肩峰の確認法（前方）
患者の前方から，看護師が肩峰を同定している．示指が肩甲棘外側端を触れており，その外側が肩峰である．

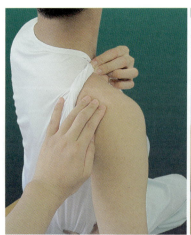 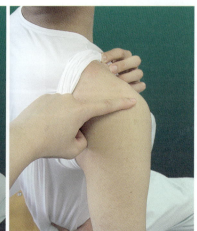

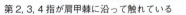
第2, 3, 4指が肩甲棘に沿って触れている　　肩峰に示指が触れている

図0-17 肩峰の確認法（後方）
肩甲棘が第4指，第5指の第2関節のラインから中指にかけて．後方から肩峰を触知している．

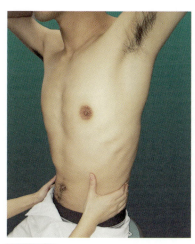
図 0-18　第12肋骨の確認方法

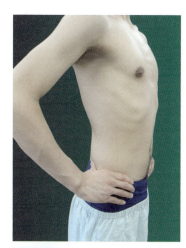
図 0-19　腸骨稜と上前腸骨棘

12胸椎棘突起です．なぜなら，胸椎の棘突起は椎体から下斜め方向に伸びているので，第12肋骨の椎体の後ろにあるのは11胸椎の棘突起であるからです．

（5）腸骨稜，上前腸骨棘，上後腸骨棘の確認法
①腸骨稜と上前腸骨棘（図 0-19）

腸骨稜は腸骨の上縁で，ほぼ全長にわたって体表から触知できます．母指と示指を広げて腰に当てると，母指と示指に沿って腸骨稜があります．**腸骨稜を前方にたどっていき，その前端で前方に向かって突出しているのが上前腸骨棘**です．また，腸骨稜を後方にたどると**上後腸骨棘**に至ります．ローライズジーンズをはいたとき，上前腸骨棘や上後腸骨棘はジーンズの上端のライン上にあります．

②上後腸骨棘の確認法（図 0-20，図 0-21）

上前腸骨棘の触察は比較的簡単ですが，上後腸骨棘を触知するためにはちょっとしたコツがあります．**上後腸骨棘**は腸骨稜が仙骨と交わるあたりにあり，そこは殿部の膨らみのすぐ上になります．大殿筋に力をいれると，殿部の膨らみのすぐ上にくぼみができます．このくぼみは「ビーナスのえくぼ」といわれており，ここが上後腸骨棘の場所です．体格によっては上後腸骨棘がわかりにくい人もいますので，その場合は以下の方法で確認してみましょう．

まずは患者に腹臥位（うつぶせ）に寝てもらいます．看護師は患者の腰のあたりで横に立ち，手掌を上後腸骨棘付近に置きます．上後腸骨棘は内上方に向かって膨隆していますので，手掌を内上方から外下方に向かって押し込んで「ぐりぐり」と動かすと，結構大きい骨の出っ張りとして感じることができます．

③ヤコビー線の確認法

左右の腸骨稜の最高点同士を結ぶ線を**ヤコビー線**（腸骨稜頂線）といい，この線上に第4腰椎棘突起があります．腰椎穿刺（麻酔）を行う際に重要です．また，腰椎の棘突起は大きいので，第12胸椎の棘突起を触知するときにも活用できます．その場合は，まずヤコビー線で第4腰椎棘突起を同定し，上方に辿って第1腰椎の棘突起がわかれば，その上が第12胸骨の棘突起になります．

（6）仙骨と尾骨の確認法

仙骨と尾骨は，仰臥位やファーラー位における褥瘡の好発部位の1つです．仙骨や尾骨の表面に筋はなく，直接皮膚で覆われています．

まず，（5）の②の方法で上後腸骨棘を確認し，その内側に指をあてると仙骨を触れることができます．尾骨は仙骨の下方に続く小さな骨で，殿裂を上方に辿っていくと，比較的簡単に触れることができます．

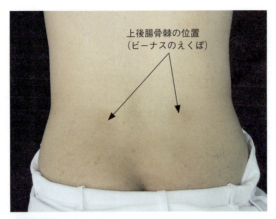

図0-20　ビーナスのえくぼ

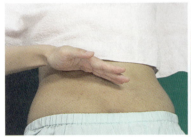
手の小指側を腸骨稜に添える

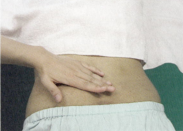
上後腸骨棘付近に手掌から手指をあてる

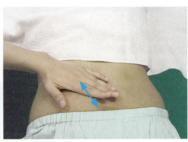
手掌を内上方から外下方に向かって動かすと，骨の出っ張りとして感じる（＝上後腸骨棘の部位）

図0-21　上後腸骨棘の確認法

3 下肢の骨性指標

1）大転子（図0-22，図0-23）

　大転子は大腿骨の上端近くにある大きな骨の突出で，立位では，ズボンの外側の縫い目上で，恥骨結合の高さで触知できます．側臥位では，股関節を約45°屈曲したときに，上前腸骨棘と坐骨結節を結ぶ線をローゼル・ネラトン線といい，その中点に大転子が触知できます．高齢者（特に女性）によく起こる大腿骨頸部骨折では，ローゼル・ネラトン線の中点から大転子の位置がずれています．また，大転子は側臥位における褥瘡の好発部位の1つです．

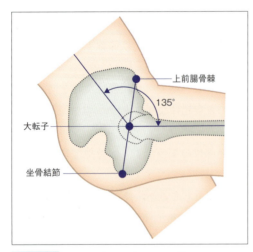

図0-22　ローゼル・ネラトン線

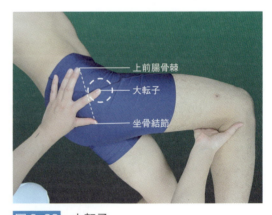

図0-23　大転子
左手中指：上前腸骨棘
左手示指：大転子
左手母指：坐骨結節

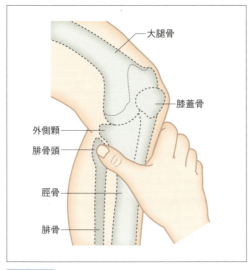

図 0-24　腓骨頭

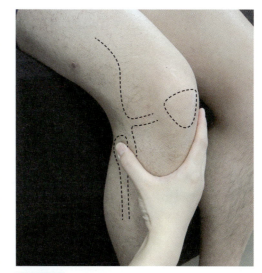

図 0-25　腓骨頭

2）腓骨頭（図0-24，図0-25）

腓骨頭は下腿の外側面で，脛骨の外側顆あるいは膝蓋骨の下端より 3 〜 4 cm 下後方を押さえると，皮膚の直下に触知できます．

4 身体の基準線，骨性指標と看護技術とのつながり

これまでに学んできた基準線や骨性指標を使うと，胸部や腹部にある内臓の位置や大きさ，形を知ることができます．実際の看護援助にどう活用できるかを考えながら，自分や友人の身体を使って以下の課題を練習してみましょう．

1）心臓の位置

心臓は身体の左にあるといわれますが，実際は身体の真ん中よりも少し左寄りにあると言った方が適切で，心臓の 1/4 ほどは正中線よりも右側にあります．心臓は 1．胸骨右縁の第 2 肋軟骨と 2．胸骨右縁の第 5 肋軟骨，3．胸骨左縁の第 2 肋軟骨，4．左鎖骨中線と第 5 肋骨の交点の 4 点が囲む台形の中に収まっており，大きさは被験者が軽く握った「握り拳」よりも少し大きいぐらいです．そして，心尖拍動は**左鎖骨中線上の第 5 肋間隙**で触れることができます．また，心電図をとるときに胸部誘導の電極（V1 〜 V6 誘導）を貼る部位はこの体表投影の位置がもとになって規定されています（図0-26）．T-シャツの上に，マークシールなどを貼って，心臓の位置や電極の位置を確認してみましょう．

2）肺と気管支

呼吸音を聴診するときには，体表から見て気管や気管支，肺がどこにあるのかを知っておく必要があります．気管は喉頭（輪状軟骨）の直下から始まり，**胸骨角の高さで左右の主気管支に分かれます**（図0-27）．気管分岐部の位置は気管支呼吸音を聴取するときや（第 1 章参照），気管吸引に使われる吸引チューブの長さを決めるときに必要です（第 2 章参照）．

肺の上端である肺尖は鎖骨よりも 1.5 〜 2.0 cm 上にありますので，鎖骨とその上にある鎖骨上窩というくぼみを確認し，肺尖が鎖骨上窩の深部にあることをイメージしましょう．肺の下縁をなす肺底は鎖骨中線上では第 6 肋骨，中腋窩線上では第 8 肋骨，肩甲線上では第 10 肋骨の高さにあり，第 10 胸椎の棘突起へと続きます（第 1 章 図1-26 参照）．肺底は安静時呼吸では約 1 cm，深呼吸時には 3 〜 5 cm 下方

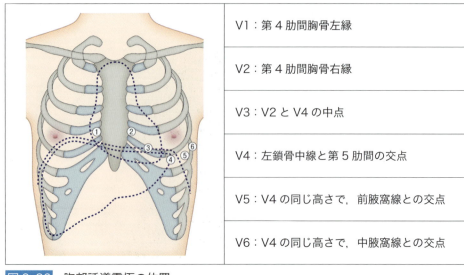

図0-26 胸部誘導電極の位置

V1：第4肋間胸骨左縁	
V2：第4肋間胸骨右縁	
V3：V2とV4の中点	
V4：左鎖骨中線と第5肋間の交点	
V5：V4の同じ高さで，前腋窩線との交点	
V6：V4の同じ高さで，中腋窩線との交点	

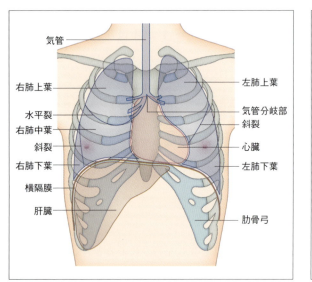

図0-27 正面から見た胸部臓器と肝臓の位置関係

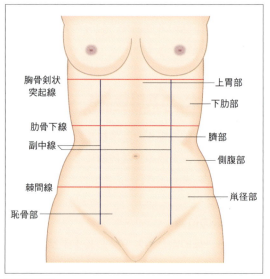

図0-28 腹部の区分

にさがります．肺は胸腔臓器ですが，胸椎，12対の肋骨および胸骨が作る胸郭の中ではその上半分に存在していることが実感できるでしょうか？この位置関係を知り，呼吸音の聴診部位や，呼吸器系におけるどの部位の，何の音を聞いているのか理解することが大切です（第1章：呼吸音の聴診部位参照）．

3）腹部の区分

　腹部の観察をするとき，腹部臓器がどこにあるのかを知っておく必要があります．腹部には骨性指標がありませんので，縦と横の基準線によって腹部を区分すると，より正確な位置を知ることができます．そのために以下の基準線を確認してみましょう．

　・**胸骨剣状突起線**：胸骨剣状突起結合を通る水平線で，そこは左右の肋骨弓が交わる高さにあたります．肋骨弓を辿って，その最高点を見つけましょう．

　・**肋骨下線**：正確には第12肋骨の先端を通る水平線ですが，肋骨弓の最下端となる第10肋軟骨を通る水平線と大きな違いはありません．肋骨弓の最下端や第12肋骨の先端を同定して，肋骨下線を引きましょう．この線は第3腰椎の高さと一致します．

- **棘間線**：左右の上前腸骨棘を結ぶ線をひきましょう．
- **副中線**：前正中線（臍）と上前腸骨棘を結ぶ線の中点を通る垂線で，腹直筋の外側縁はこの線上にあります．臨床では副中線のかわりに**鎖骨中線**を用いることもあります．

これら3本の水平線と左右2本の垂線によって腹部は9つに区分されています（図0-28）．

上記の基準線とは別に，以下の2点は虫垂炎の圧痛点として，臨床上重要です（図0-29，第4章腹部の観察方法）．

- **マックバーネーの点**：臍と右の上前腸骨棘を結ぶ線を3等分して，外側1/3の点をいい，虫垂が盲腸から出発する点にあたります．
- **ランツの点**：左右の上前腸骨棘を結ぶ線を3等分して，右側1/3の点をいい，虫垂の先端がこの付近にあります．

4）背部からの腎臓・尿管の位置

肝臓が右の上腹部にあるために，右の腎臓は左よりも1椎体分低い位置にあるといわれています．

- **右腎**：第12胸椎の棘突起から第2腰椎棘突起の高さ
- **左腎**：第11胸椎の棘突起から第2腰椎棘突起の中央の高さ

体幹後面の骨性指標を用いて，腎臓の位置を同定してみましょう（図0-30，第4章：腹部の観察方法参照）．

5）筋肉注射部位の同定

①三角筋の場合

三角筋への筋肉注射では，肩峰の位置が正確でなければなりません．P8を参考にして，肩峰の位置を同定してみましょう（図0-31，第6章注射法）．

②中殿筋の場合

中殿筋の注射部位を決める方法はいくつかあります．それぞれの方法で指標となるのは**上前腸骨棘，腸骨稜，上後腸骨棘，大転子**です．骨性指標の同定法に従って，注射部位を決めてみましょう（図0-32，図0-33，第6章参照）．

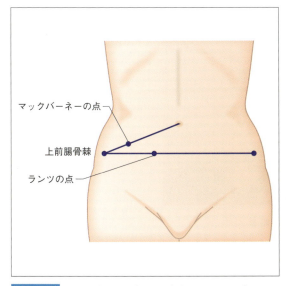

図0-29　マックバーネーの点とランツの点

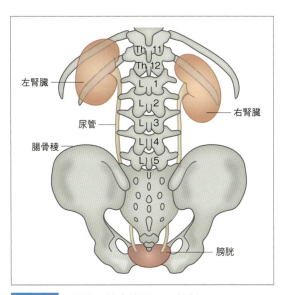

図0-30　腎臓の体表後面への投射

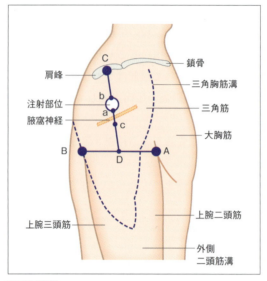

図 0-31　三角筋の注射部位

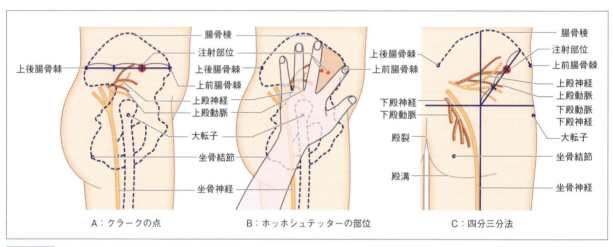

A：クラークの点　　B：ホッホシュテッターの部位　　C：四分三分法

図 0-32　中殿筋の注射部位の選定方法

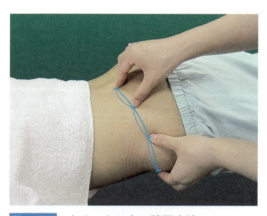

図 0-33　クラークの点の確認方法

右手示指：上後腸骨棘
左手示指：上前腸骨棘
左手母指：クラークの点

身体の相対的位置や運動の方向を表す解剖学用語

　わが国では明治時代に，全国的に通用する日本語として標準語が定められ，戦後それを基にして共通語が整備された．しかし，地方ごとに方言があり，今でも多くの人が方言を話している．尤も共通語とはいっても，元をただせば東京地方の方言にすぎない．医学・医療の世界も同じで，領域や業界ごとで異なる用語（方言）が使われており，この世界の共通語はまだない．この本は，看護技術に必要な解剖学的知識を学び，その解剖学的根拠を理解するために書かれているので，身体の相対的位置や運動の方向を表す解剖用語（ここでは解剖方言とでもよぼう）も知っておく必要がある．

1) 解剖学的基本体位

　解剖学的基本体位とは踵を揃え，爪先を少し開いて，正面を向いて直立し，上肢を体幹の両側に垂らして手掌を前方に向けた姿勢である（図0-34）．そして，相対的位置や方向はこの解剖学的基本体位上で定義されている．

2) 相対的位置を表す用語

　解剖学的基本体位において，身体の相対的位置は以下のように表現される（図0-35）．

- 上と下：縦軸上の表現で，四足動物では上を頭側あるいは吻側，下を尾側という．
- 前と後：矢状軸（前後軸）上の表現で，四足動物では前を腹側，後ろを背側という．
- 右と左：横軸（水平軸）上の表現で，被検者（患者）にとっての右と左である．
- 内側と外側：横軸上の表現で，正中線に近い方を内側，遠い方を外側という．
- 内と外：器官の中心や管腔に近い方を内，遠い方を外という．
- 浅と深：身体や器官の表面に近い方を浅，遠い方を深という．

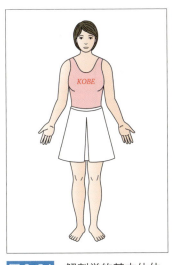

図0-34　解剖学的基本体位

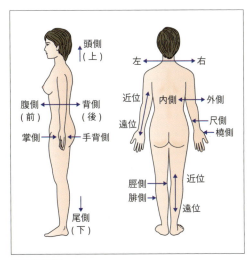

図0-35　相対的位置を表す用語

3）四肢における相対的位置を表す用語
- 近位と遠位：四肢では体幹に近い方を近位，遠い方を遠位という．
- 橈側と尺側：上肢における表現で，橈骨側（母指側）を橈側，尺骨側（小指側）を尺側という．
- 掌側と手背側：手における表現で，前面を掌側，後面を手背側という．
- 脛側と腓側：下肢における表現で，脛骨側（母趾側）を脛側，腓骨側（小趾側）を腓側という．
- 足底側：足の下面で，手の掌側にあたる．

4）運動の方向を表す用語
　関節の代表的な運動は以下のように表現される（図0-36）．
- 内転と外転：体肢を体幹に近づける運動を内転，体幹から遠ざける運動を外転という．
- 伸展と屈曲：関節を伸ばす運動を伸展，曲げる運動を屈曲という．
- 内旋と外旋：上腕骨や大腿骨を軸にして体肢を内方に回すことを内旋，外方に回すことを外旋という．
- 回内と回外：前腕に関する運動で，上に向いている手掌を下に向ける運動を回内，下に向いている手掌を上に向ける運動を回外という．
- 内返しと外返し：足底を内方に向ける運動を内返し，外方に向けることを外返しという．

　医学用語も看護の方言しか知らなかったら，チーム医療の中で職種間の相互理解ができないし，誤解を招く恐れもあるので，他の方言も知っておく必要がある．でも，早く共通語ができるといいですね．

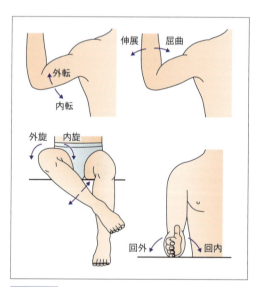

図0-36　運動の方向を表す用語

第1章

生命徴候の観察

I 脈拍測定

　人が生命を維持できているかどうかの1つの指標は，脈拍の有無です．どこにどのように指を置くと，脈拍を正確に捉えることができるのでしょうか？
　ここでは脈拍を触知する方法と，その解剖学的根拠を理解しましょう．またそれに基づいて迅速かつ的確に脈拍を捉える技術の習得につなげましょう．

学習目標
- ☑ 解剖生理学的視点から，脈拍の発生原理を理解する．
- ☑ 解剖学的な視点から脈拍測定の部位を理解する．
- ☑ 解剖学的知識を，素早く的確な脈拍測定の手技につなげる．

1 脈拍の成り立ち

1）脈拍と心拍の関係

　血液の循環は心臓と血管から構成される，出入り口のない閉鎖回路の中で起こっています（図1-1）．血液の流れを作る駆動装置（ポンプ）が**心臓**であり，血液が流れる経路となっているのが血管です．

　収縮期に心臓から駆出される血液によって，大動脈などの弾性型動脈（P29　図1-20　参照）は膨らみ，拡張時には，血管壁の弾性によってもとの太さに戻ります．この衝撃が拍動となって末梢の動脈に伝わります．すなわち，**脈拍**は動脈に起こる拍動で，心臓自体の拍動を**心拍**といいます．

　普通，脈拍数と心拍数は一致しますが，そうでない場合もあります．例えば，心臓の左心室が十分な量の血液で満たされないままに収縮すると，心臓が拍動しただけで，肝心の血液が押し出されないので，血流によって起こる脈拍は発生しません．この現象を**結代（滞）**といいます．心臓が忙しく拍動しても押し出される血液がない，つまり脈拍がないと，身体に必要な酸素と栄養は運搬されませんので，生命を維持することができません．したがって，生命が維持されているかどうかは，脈拍の有無で判断されるのです．

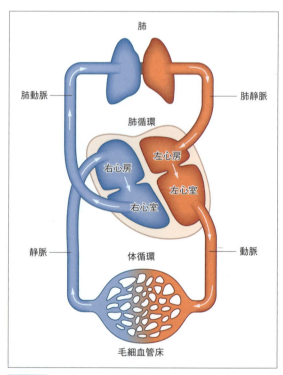

図1-1　身体の血液循環

2 脈拍が触知できる部位と触知のコツ

▶ 3指で，確実に動脈を触れる！

1）ワンアクションで触知するために

　ワンアクションで脈が触知できる，つまり「一発で脈を探り当て」，脈拍測定ができることは，生命の状態をいち早く捉え，次に何をすべきかを速やかに判断しなければならない場面で求められます．またこれができると，的確な技術を持つ医療職者として，対象者との信頼関係作りにも役立ちます．そのためには体表から触知できる動脈が何で，どこにあるのかを知っておく必要があります（図1-2）．

　体表から触知できる動脈として「浅側頭動脈」，「総頸動脈」，「上腕動脈」，「橈骨動脈」，「大腿動脈」，「膝窩動脈」，「後脛骨動脈」，「足背動脈」などがあげられます．

　このうち，本章では脈拍測定に利用される橈骨動脈，総頸動脈，上腕動脈について説明します．また臨床の場面で，下肢の動脈に病変がある場合や大腿動脈からカテーテルを挿入して行う血管造影後に，血液が末梢の組織に行き渡っているかどうかを判断するために触知することが多い足背動脈，後脛骨動脈についても学んでおきましょう．

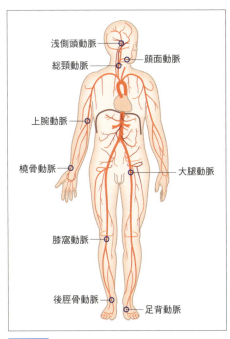

図1-2 脈拍の触知部位

①総頸動脈（図1-3，図1-4）

　総頸動脈は，救命救急の場面では真っ先に確認される動脈です．総頸動脈が触れないということは，生命の危機に陥っていることを示しており，確実かつ速やかに触知できなければなりません．

　総頸動脈は**胸鎖乳突筋**の前縁に沿って走っており，いわゆる「のどぼとけ」（**喉頭隆起**）の高さで触れ

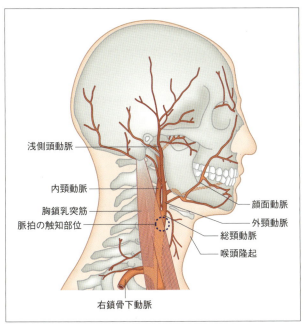

図1-3 総頸動脈の走行

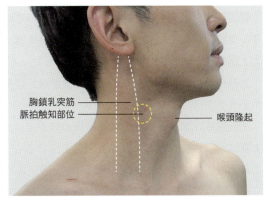

図1-4 総頸動脈の触知部位

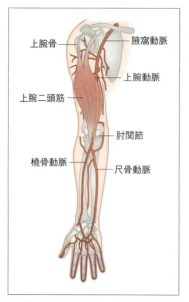

図1-5　上腕動脈の走行

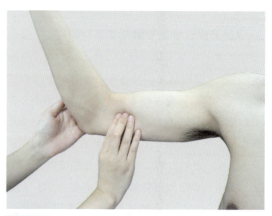

図1-6　上腕動脈の触知部位

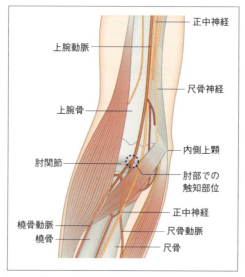

図1-7　上腕動脈の走行（肘部）と触知部位

ます．総頸動脈の脈拍を触れるためには，喉頭隆起の後外方約2 cmに指を上下に並べて当てるとよいでしょう（図1-4）．

　総頸動脈を触知する際は，**左右同時に行ってはいけません**．脳への血流は左右の総頸動脈で保たれており，左右同時に圧迫すると脳の血流が阻害され，意識を失う可能性があるためです．

②**上腕動脈**

　上腕動脈は上肢での血圧測定（次項参照）に用いられる動脈で，その走行と触知部位を知っておく必要があります．

　上腕動脈は鎖骨下動脈や腋窩動脈の続きで，**上腕二頭筋や上腕二頭筋腱の内側**を走ります（図1-5）．上腕二頭筋に少し力を入れて肘関節を曲げると，上腕の内側面に内側二頭筋溝という浅い溝が現れます．これが上腕二頭筋と上腕の後面にある上腕三頭筋との境，すなわち上腕二頭筋の内側縁になります．上腕二頭筋腱の内側縁に指を当て，上腕骨に向かって指を少し押し込むと，上腕動脈の脈拍の拍動を触れることができます（図1-6）．また，肘部では上腕二頭筋腱の内側で上腕動脈を触知できます（図1-7）．

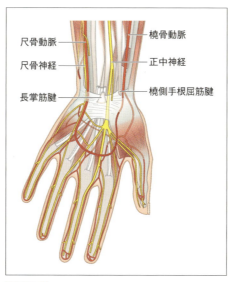

図1-8 橈骨動脈の走行

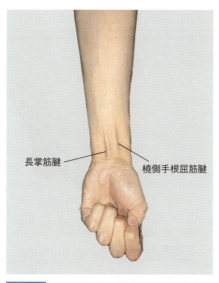

図1-9 長掌筋腱と橈側手根屈筋腱

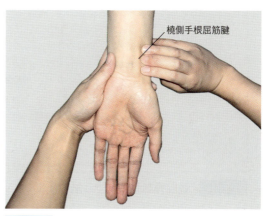

図1-10 橈骨動脈の触知部位

③橈骨動脈

ふつう，上肢での脈拍測定は手首の母指側前面を走る橈骨動脈で行われます（図1-8）．母指と小指の先を合わせて（対立させて）手首を屈曲すると，前腕前面の遠位部中央に腱が浮かび上がってきます．これが長掌筋の腱ですが，数％の人では欠損しています．長掌筋腱のすぐ母指側（橈側）にある太い腱が橈側手根屈筋の腱で，橈骨動脈はこの腱のすぐ橈側を走っています（図1-9）．橈骨動脈の脈を捉えるためには，手首の前面で橈側手根屈筋腱のすぐ橈側に指を置くとよいでしょう．触知しづらいときは，手首をやや背屈させ，手関節を片手で下から支持すると触知しやすくなります（図1-10）．

④足背動脈

足背動脈は下肢において，体表から脈拍を触れることができる最も末梢の動脈です（図1-11）．大腿動脈からカテーテルを挿入して行う血管造影のあとや，下肢の動脈に病変がある場合，末梢まで血流が維持されているかどうかを確認するためによく使われる動脈です．足背動脈は，足背で長母趾伸筋腱のすぐ外側を前後に走っています．この脈拍を捉えるためには，足背の一番高くなっている所から5mmほど外側を前後に走ることをイメージして，腱と腱の間に指を当てるとよいでしょう（図1-12）．

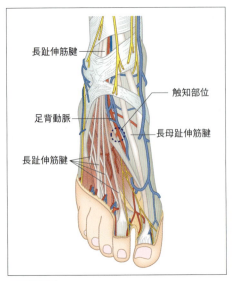

図1-11 足背動脈の走行

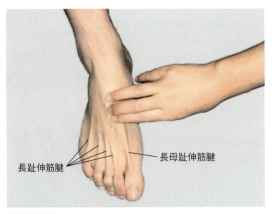

図1-12 足背動脈の触知部位

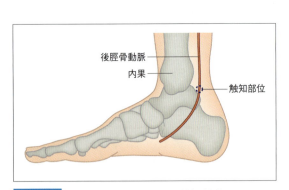

図1-13 後脛骨動脈の走行と触知部位

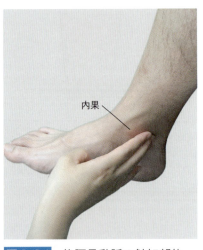

図1-14 後脛骨動脈の触知部位

　なお健常人でも10％程度の人で足背動脈または次に述べる後脛骨動脈のいずれかが左右共に触知できない人もいるとされています．足背動脈の触知が難しい場合は，次に述べる後脛骨動脈で確認することもあります．

⑤**後脛骨動脈**

　後脛骨動脈は足背動脈よりも近位の動脈で，内果の下を後ろから前に向かって走っています（図1-13）．下肢で血圧測定をするときや，下肢の閉塞性末梢動脈疾患の有無を確認するために使われる動脈です．

　内果の下側を走行していますので，内果のやや後ろ下方を指で押さえるように触れると確認できるでしょう（図1-14）．

2）3本の指を揃えて触知するワケ

　脈拍測定によって，単に1分間の脈拍数だけでなく，循環動態を示す様々な情報が得られます．例えば脈拍の強さを感じることで血圧がしっかり維持できているかどうかを知ることができますし，脈拍のしなやかさから**末梢血管抵抗**（詳細は血圧測定の所で説明します）の強弱がわかります．

　体表から触知できる動脈は筋型動脈で（P29 図1-20），平滑筋に特有の「コリッ」とした弾力性を

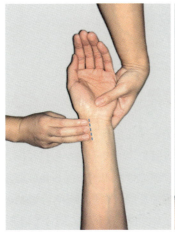
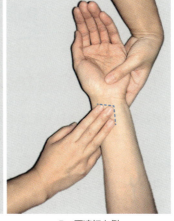

A：適切な例　　　　　　　　B：不適切な例

図1-15　指の揃え方の例

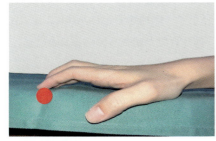
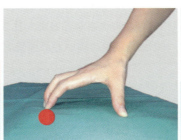
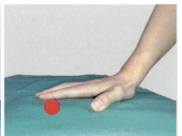

適切な指の当て方
指先から指腹の丸みを使って，血管のやや斜め上から触知する

不適切な指の当て方
指先のみを使っていて，指腹の丸みのある部分が血管の真上にあたっていない

不適切な指の当て方
指全体を使っていて，指先から指腹の丸みのある部分が血管の真上にあたっていない

図1-16　指腹の当て方の例

持った感触をしています．動脈が脈拍とともに伸び縮みするしなやかな，しかししっかりとした感触は末梢血管抵抗と密接な関係にあります．これらの情報を的確に感じ取っていくためには，それなりの技術が必要です．

　上肢の中で最も鋭い感覚を持っているのが指です．指一本よりも二本，二本よりも三本，三本よりも…と，より多い指で触るほうが，触った物の感触はよくわかります．ここで，私達が触ろうとするものの形を考えてみましょう．血管は細長いゴムホースのような形状をしています．血管全体の拍動を感じるためには，血管の走行に沿ってより多くの指を当てる方が有利です．それでは5本の指をなにかの細い管の上に一列に並べてみましょう．

　手の形からするとなかなか難しいですね．そこで最も効率的なのは示指から環指までを使う方法です．指の長さはそれぞれに違います．血管の上に3本の指先を並べて当てようとすると，中指と環指をアーチ状に少し曲げて，指先を揃える必要があります（図1-15）．普段の生活の中ではあまりとらない手の格好ですので，素早く3指の指先を揃える練習をしましょう．

　しかし，指先を上手く揃えるだけではまだ不十分です．揃えた指先を血管に対してどのように当てるかが，脈の強弱を的確に捉えるポイントになります．指の先端は尖っており，先端から指腹までは緩やかな丸みを帯びています．指の先端の尖った部分を血管の真上から当てるのではなく，指先近くの緩やかな丸みがある**指腹**を，血管のやや斜め上から中心に向けて軽く押し当てるとよいでしょう（図1-16）．この時に，血管の内腔を潰してしまうほど強く押えると，血流を遮断し，脈の触知ができなくなりますので注意しましょう．

「脈拍の左右差が教えてくれること」

　一般的に脈拍の左右差とは，上肢や下肢に分布する血管で触れる，脈拍の強さの左右差を意味しています．血管の太さや分岐角度，走行によって心臓から打ち出された血液が血管に流れ込む量は異なりますが，左右の同じ動脈には基本的に同じ量の血液が流れ込みます．例えば，右の橈骨動脈と左の橈骨動脈の脈拍を同時に触れると，脈拍の強さはほぼ同じになります．厳密にいうと，同名の動脈でも太さや走行が全く同じではありませんので，10 mmHg 程度の左右差はあるとされています．ではどのようなときに中を流れる血液量が左右で大きく違ってくるのでしょうか？　それは，左右どちらかの血管が血栓によって閉塞したり，動脈硬化あるいは炎症などで内腔が狭くなったりしたとき，その中を流れる血液量が減少するので，脈拍の強さに大きな左右差が生まれます．脈拍を測定した際に，大きな左右差が見られたときには，脈拍の弱い方の血管に，何か異常が起こっていることを示しています．

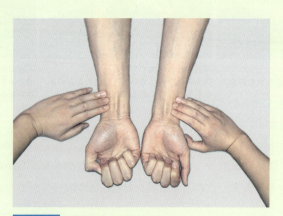

図1-17　左右差の確認の仕方

COLUMN

心臓死と脳死

　生とは何か？　死とは何か？　私が担当する解剖学や解剖生理学の第1回目の講義はこれから始まる．生とか死，こんな言葉は誰でも知っている．しかし，「生とは何ですか？死とは何ですか？」と改めて聞かれると，ほとんどの人は答えに窮してしまう．自然科学の一分野である医学・医療が扱うのは生命現象であって，生と死ではない．これは哲学や宗教の問題であり，我が国でも法律によって規定されている．

　心臓の停止をもって人の死とする．これが心臓死である．体温が36.5℃のとき，心臓が停止して3分以上経つと，脳の機能は完全に失われてしまう．臨終の現場では，心電図の波が平坦になって3分以上経過したのを確認して，医師は死亡を宣告する．医師法では，医師が死亡宣告したときがその人の死であると定められている．

　もう1つの死である脳死とは，脳の不可逆的な機能低下をもって死とするもので，多くの国では大脳と脳幹の機能低下（全脳死），英国では脳幹機能の低下（脳幹死）をもって脳死としている．日本でも全脳死をもって脳死としており，ひとたび脳死に陥ると，いかに他臓器への保護手段をとったとしてもやがて心停止に至り，決して回復することはない．さらに法的に脳死が死と認められるのは，臓器提供のために法的脳死判定を行った場合に限られる．脳死判定を行うには，脳死と判定されうる状態（表1-1）が規定されており，法的脳死判定の除外基準も詳細に示されている（表1-2）．また，脳死判定の方法や基準も詳細に決められている．すなわち脳死の概念や判定法を十分に理解・習熟した上で実施しなければならない．

　脳と脊髄を合わせて中枢神経系という（図1-18）．大脳のうち，新しい脳である大脳皮質は全身からのあらゆる情報を集めて統合・判断し，それに基づいて身体各所に必要な指令を発信するとともに，人間としての高度な精神活動を営んでいる．また，大脳の深部にある古い脳，すなわち大脳辺縁系は記憶を蓄積し，価値判断や動機付けを行っている．そ

表1-1 法に規定する脳死判定を行ったとしたならば，脳死とされうる状態[1]

　器質的脳障害により深昏睡，及び自発呼吸を消失した状態と認められ，かつ器質的脳障害の原疾患が確実に診断されていて，原疾患に対して行い得るすべての適切な治療を行った場合であっても回復の可能性がないと認められるもの．
　　ただし，下記 1)～4) は除外する．
　1) 生後12週（在胎週数が40週未満であった者にあっては，出産予定日から起算して12週）未満の者
　2) 急性薬物中毒により深昏睡，及び自発呼吸を消失した状態にあると認められる者
　3) 直腸温が32℃未満（6歳未満の者にあっては，35℃未満）の状態にある者
　4) 代謝性障害，または内分泌性障害により深昏睡，及び自発呼吸を消失した状態にあると認められる者
かつ，下記①～④のいずれもが確認された場合．
①深昏睡
②瞳孔が固定し，瞳孔径が左右とも4ミリメートル以上であること
③脳幹反射（対光反射，角膜反射，毛様脊髄反射，眼球頭反射，前庭反射，咽頭反射，及び咳反射）の消失
④平坦脳波

表1-2 法的脳死判定除外例[2]

[1] 脳死と類似した状態になりうる症例
　1) 急性薬物中毒
　2) 代謝・内分泌障害
[2] 知的障害者等の臓器提供に関する有効な意思表示が困難となる障害を有する者
[3] 被虐待児，または虐待が疑われる18歳未満の児童
[4] 年齢不相応の血圧（収縮期血圧）
　● 1歳未満　　　　　　　　＜ 65 mmHg
　● 1歳以上13歳未満　　　 ＜ （年齢×2）+65 mmHg
　● 13歳以上　　　　　　　 ＜ 90 mmHg
[5] 低体温（直腸温，食道温等の深部温）
　● 6歳未満　　　　　　　　＜ 35℃
　● 6歳以上　　　　　　　　＜ 32℃
[6] 生後12週未満（在胎週数40週未満であった者にあっては，出産予定日から起算して12週未満

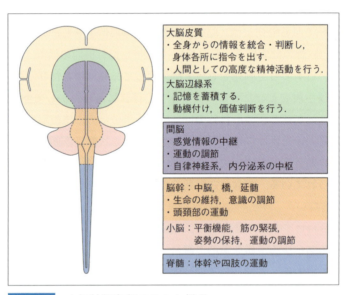

図1-18　中枢神経各部のおもな働き

して，心は大脳皮質と大脳辺縁系の相互作用によって生じるといわれている．間脳は上行性感覚伝導路の中継や運動の調節に係わっている．また，自律神経系や内分泌系の最高中枢でもある．

中脳，橋，延髄を合わせて脳幹という．ここには12の脳神経のうち，Ⅲ～Ⅶの脳神経の神経核があって，頭頸部の運動を支配する．そして脳幹の中軸部を貫くようにして脳幹網様体という，神経細胞と神経線維が混在した場所がある（図1-19）．そのうち，延髄にある網様体には呼吸中枢や血管運動中枢があって，呼吸や循環といった生命活動を直接支配している．また，

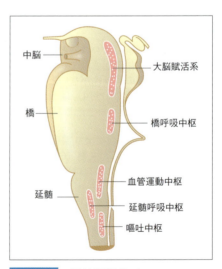

図1-19　脳幹網様体

脳幹上部にある大脳賦活系は，大脳の活動を刺激して，意識のレベルを保っている．脳死判定において，脳幹機能の有無が重要なのはこのためである．

そして，大脳の機能が低下しても，脳幹の機能が残存している状態が植物人間である．

我が国において，脳死は臓器移植を行うために定められた死である．しかし，脳死法や臓器移植法などの法律ができても，臓器提供が思うように進んでいない．これは遺体に対する日本人の心情がその要因の1つであると思われる．

II 血圧測定

　学校や会社で行われる健康診断や病院を受診したときに，必ずと言っていいほど血圧測定が行われます．血圧測定ではどんな道具を使い，どのように測定するのでしょうか？
　ここでは，血圧の正体や血圧測定の方法を，解剖生理学的根拠に基づいて理解しましょう．また，血圧を正確に測定するための技術を学びましょう．

学習目標

- ☑ 解剖生理学的な視点から血圧とは何かを理解する．
- ☑ 血圧測定の部位選定に必要な解剖学的根拠を理解する．
- ☑ 解剖学的な視点から正確な血圧測定手技を理解する．

1 血圧の成り立ち

　血圧とは血管壁にかかる内腔の圧のことですが，普通は**動脈の内圧**を意味し，静脈の内圧は**静脈圧**とよばれます．心臓の拍動によって，血液は一定の間隔で全身の血管に押し出されます．心室が収縮して血液が心臓から押し出されるときに，血管内の血液量は最も多く，血圧も最高になりますので，このときの血圧を**収縮期血圧**あるいは**最高血圧**といいます．これに対して，次の血液を送り出すために心室が弛緩・拡張して，その中に血液を引き入れるとき，血管内の血液量は最も少なく，血圧も最低になりますので，このときの血圧を**拡張期血圧**あるいは**最低血圧**といいます．

1）血圧と心拍出量や末梢血管抵抗との関係

　血圧は主に①心臓が送り出す血液量（心拍出量）と②末梢血管抵抗により決まります．末梢血管抵抗には，**小動脈における血管壁の伸縮性**と，筋型動脈や弾性型動脈における**血管壁の弾力性と内腔の広さ**が関わっています．
　まず第1の要因である，心拍出量について考えてみましょう．ジョギングなどの運動をしているときには，骨格筋にたくさんの酸素を運ぶために心臓の拍動は速くなり，拍出量も増加します．逆にぐっすり眠っているときには拍出量が減少します．このように，身体が消費するエネルギーの量によって心拍出量は増減します．**心拍出量が多くなる**と血圧は**上昇**し，**少なくなる**と**低下**します．これはすぐに納得できると思いますが，第2の要因である末梢血管の抵抗とは何かを理解するためには，その前に血管の構造を知っておく必要があります．
　心臓から出ていく血液が通る血管を**動脈**，心臓に戻ってくる血液が通る血管を**静脈**といいます．血管の壁は基本的に**3層構造**で，内皮細胞とごく少量の結合組織からなる**内膜**，輪走する平滑筋からなる**中膜**および結合組織からなる**外膜**で構成されています．動脈では中膜が非常によく発達していますが，大動脈や腕頭動脈，総腸骨動脈などの心臓に近い太い動脈の中膜では，輪走する平滑筋層と弾性線維からなる層がバウムクーヘンのように何重にもかさなっており，これらを**弾性型動脈**といいます（—A,B）．

血管の一般構造
　内膜：内皮細胞＋少量の結合組織
　中膜：輪走する平滑筋
　外膜：少量の結合組織

血管の種類
1）毛細血管：内皮細胞と基底膜のみである．
　・有窓型毛細血管：肝臓の洞様血管，腎臓糸球体
　・無窓型毛細血管：脳，肺などの毛細血管

2）動脈：中膜がよく発達している．
　・弾性型動脈：中膜では輪走する平滑筋層と弾性板が交
　　互にバウムクーヘンのように重なってい
　　る．
　　　例）大動脈，腕頭動脈，総腸骨動脈など，
　　　　心臓に近い，太い血管
　・筋型動脈：中膜は輪走する平滑筋でできている．
　　　例）上記以外の動脈（小動脈も含まれる）

3）静脈：中膜の発達が悪い．
　　四肢や下半身の静脈では外膜に縦走する平滑筋
　　束と静脈弁がある．

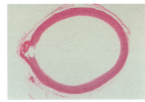
A：弾性型動脈（腹大動脈）の断面

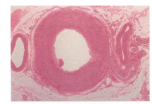
C：筋型動脈（橈骨動脈）の断面

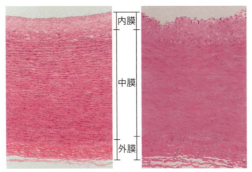
B：腹大動脈　　　　　　　D：橈骨動脈

図1-20　血管の構造と種類

　弾性型動脈は弾力性に富んでいることから，太さに比して壁が薄くても高い血圧に耐えることができます．そして左心室から勢いよく駆出された血液が入ってくると膨らんで，その衝撃を和らげます．弾性型動脈よりも末梢の動脈では，中膜が輪走する平滑筋だけでできており，これを**筋型動脈**といいます（図1-20―C,D）．筋型動脈は分岐するにつれて細くなっていきますが，血管の太さに比して中膜が厚く，脈拍触知時に触ると，コリッとした独特の硬さと弾力性を感じるのはこのためです．

　動脈と静脈の間に介在する**毛細血管**では，血液と細胞間の物質交換が行われますので，その障害となる中膜や外膜はなく，内皮細胞とごくわずかの結合組織だけで囲まれています．しかし，毛細血管直前の**小動脈**では，1～2層の平滑筋細胞が作る中膜を持っています．

　小動脈の中膜の輪走平滑筋が収縮すると血管の内腔が狭まり，弛緩すると血管の内腔が拡張します．そして血管の内腔が狭くなると，血液は末梢まで流れにくくなり，逆に広がると末梢まで流れやすくなります．血液が流れにくいということは**血管の抵抗が大きい**ということで，そのために**血管の内圧**すなわち**血圧が高く**なります．逆に血液が流れやすいということは**血管の抵抗が小さい**ということで，**血圧は低くなります**．つまり末梢血管抵抗の変化は**小動脈の収縮と弛緩に大きく依存している**のです．

　小動脈より太い筋型動脈や弾性型動脈も血圧に大きな影響を与えます．図1-21には健康な人と動脈硬化症にかかった人の動脈の断面図が示されています．動脈硬化を起こした血管の壁には，アテロームとよばれるコレステロールを主成分とする物質が沈着するので，血管内腔がいびつに狭くなり，血管壁の弾力性も失われていきます．血管の内腔が狭くなると，小動脈と同様に，血圧が上昇します．また血管壁の弾力性が乏しくなり，固くなってくると，心臓から駆出された血液による衝撃を和らげることができなくなり，その結果，血圧が上昇します．

2）血圧測定の方法と測定部位

　血管内腔の圧を測定するためには，圧力を測定するセンサーを血管内に挿入する方法があります（観血的血圧測定法）．しかしこの方法は血管を傷つけ，身体に侵襲を与えます．またセンサーの挿入部からの出血や細菌の侵入などの危険性もあり，簡単にできるものではありません．そのため，左または右上腕動

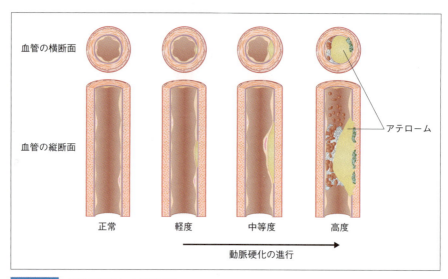

図 1-21　動脈硬化と血管内腔

脈の血管壁にかかる血管内圧（側圧）を血圧として測定しています（非観血的血圧測定法）．この方法であれば，身体に侵襲を与えることはありません．したがって，一般的に血圧測定はこの非観血的測定法による間接血圧測定法で行われています．

　上腕動脈以外でも，動脈が体表近くを走行し，かつ，その部位よりも近位部（体幹側）を駆血できる部位なら側圧を測定することができます．具体的には，体表から触知できる部位のうち，マンシェットを巻いて血流を遮断することができる**膝窩動脈，後脛骨動脈，足背動脈**がこれに該当します．しかしなぜ，日常的には上腕動脈で血圧を測定するのでしょうか？その理由は，対象者（患者）にとっても測定者（看護師）にとっても楽な姿勢で測定でき，座位であっても仰臥位であっても測定部位が心臓とほぼ同じ高さにあるからです．すなわち**測定部位が心臓と同じ高さ**であれば，**他の動脈で血圧測定はできる**ということです．

　実際に臨床の現場でも，両側の上肢に重症の火傷を負い治療中である場合では，上腕動脈で測定すると患者に苦痛をもたらし，また創傷治癒の妨げになるため，膝の裏側を走る膝窩動脈や後脛骨動脈で血圧を測定することがあります．どこで血圧測定をするかは，対象者の状態や状況を見て判断するのです．

2 正確に測定する技術とその解剖学的根拠

▶動脈を均一に圧迫し，測定する．

1）マンシェットを巻く位置とサイズ

　血圧を正確に測定するには，**測定の対象となる動脈に一定で均等な圧をかける**ことが重要です．マンシェット（カフ）は血管に加圧するためのゴム囊をカバーで覆い，四肢に巻き付けた後に固定できる機能をもたせたものです（図1-22）．したがって，動脈に一定・均等な圧をかける際，マンシェットのサイズや位置というよりは，ゴム囊のサイズや位置が重要です．

　サイズは，血圧の測定誤差を少なくするために，ゴム囊の幅が上腕周囲長の40％以上，かつ，長さが80％以上であることとされています．上腕周囲長には個人差があり，体型によっても異なりますので，上腕周囲長を目安に，適切なサイズのマンシェットを選択する必要があります．

　マンシェットを巻く位置も重要です．動脈に対して一定かつ均等な圧をかけるためには，動脈がゴム囊

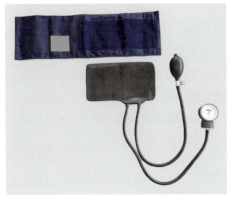
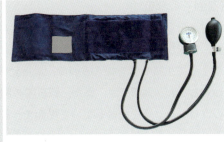

図1-22 マンシェットとゴム嚢

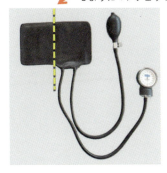
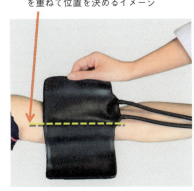
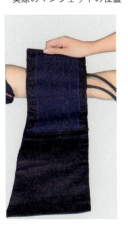

図1-23 ゴム嚢と測定動脈の位置

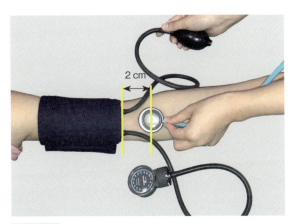

図1-24 マンシェットを巻く位置と肘の位置関係

の中心に位置するように当てます（図1-23）．

　上腕動脈で血圧を測定する場合，上腕動脈は腋窩から肘窩に，上腕の内側から中央に向かってやや斜めに走っていますので，それに合わせた微調整が必要です．また肘窩にコロトコフ音を聴く聴診器を置きますので，マンシェットがこれに触れないように，マンシェットの下縁が肘窩より2 cm程近位になるようにします（図1-24）．

2）聴診器を当てる部位

　血圧測定の対象となる動脈が，体表の最も近くを走る部位に聴診器を当てますが，そこは脈拍測定の項で述べている，**体表から触れやすい動脈の触知部位**になります．聴診では動脈から伝わってくる血管内の血液の乱流によって生じる音を捉えるので，最も効果的に聴診するためには，動脈触知部位に膜型聴診器の中心を合わせることが大切です．また，聴診器の膜面を体表面に密着させることも大切です．図1-24は上腕動脈のコロトコフ音を聴診している場面で，聴診器の膜面を体表面に密着させるには，肘を軽く伸展させるとよいでしょう．

「触診法と聴診法」

血圧の測定には下記のような方法があります．
①触診法：脈を直接触れる
②聴診法：コロトコフ音を聴診器で聴く
③振動法：オシロメトリック法ともよばれ，脈拍によって発生する動脈壁の振動を記録する
④超音波法：経皮的に超音波を血管に当て，その反射エコーを記録する

このうち，触診法は血圧計以外に特別な道具は必要なく，かつ正確に血圧を測定できるため，臨床現場で活用されていますので，その技術を身につける必要があります．触診法の手順は，マンシェットを巻き，脈拍を指で触れながら加圧して，脈が触れなくなったときの血圧計の値を読みます．この値が収縮期血圧の目安となります．次いで，そこから更に10～20 mmHg程度加圧したあと，ゆっくりと減圧し，再度脈が触れ始める値を測ります．この値が収縮期血圧値です．触診法でも拡張期血圧値の測定ができますが，そのためには脈拍触知のときに感じる波動の変化を感じ取れる熟練した技能が必要であり，実際には収縮期血圧値のみの測定になります．

臨床的に触診法が用いられる場面は主に以下の2つです．
1つは，血圧測定対象者の普段の血圧値情報がなく，血圧測定時の加圧目安がわからないときです．この場合，収縮期血圧値の目安を把握するために，触診法を用います．もう1つは，収縮期血圧が低いためにコロトコフ音が小さく，聴診法では血圧値を測定できないときです．ショック状態や臨終の際など，血圧が極端に低下しているときはコロトコフ音を聴取できない場合が多く，触診法を用いて血圧測定をします．

Ⅲ 呼吸状態の観察

お誕生日会でろうそくの火を消すときは，大きく息を吸いこみ，一気に息を吐いて，吹き消しますよね？また，ラジオ体操の最後には，意識的に大きく息を吸って，ゆっくりと吐く深呼吸をすると思います．でも，普段はどうでしょう？今，息を吸って，吐いている，と意識していますか？一般的に，健康な人は無意識に呼吸運動を行っています．特に息を吐くときはほとんど力を使わずに，自然と息は吐き出されます．ここでは，人が生きていくうえで欠かすことのできない呼吸について，解剖学的に理解し，患者の呼吸状態を正しく観察するための知識と方法を学んでいきましょう．

学習目標

- ✓ 呼吸器官の構造を理解する．
- ✓ 呼吸運動のメカニズムを理解する．
- ✓ 呼吸音の聴診部位について解剖学的根拠を理解する．

1 呼吸器の構造

▶ **体表から気管・気管支・肺の位置を把握する**

1）呼吸器の構造（図1-25）

呼吸運動によって，口もしくは鼻から吸い込まれた空気は，気管や気管支を通って，ガス交換の場である肺胞に到達します．成人の気管の長さは約10 cmで，気管分岐部で左右の主気管支となります．なお心臓があるため，左主気管支は右主気管支より細く，分岐の角度も大きくなっています．また右主気管支の方が左主気管支よりも少し太くなっています．誤飲した異物は右主気管支に落ちやすく，誤嚥性肺炎は右肺の下葉に起こりやすいのはこのためです．

気管分岐部より末梢を気管支といい，気管支は枝分かれを繰り返して，約16回目の分岐あたりで終末細気管支，22〜23回目の分岐あたりで，外呼吸におけるガス交換の場である肺胞になります．（気管支の構造は第2章 図2-1 参照）．

鼻腔から肺胞に至るまでを気道といい，肺胞に出入りする空気の通り道になっています．そ

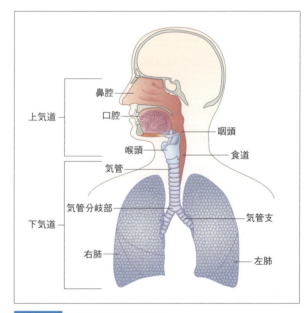

図1-25 呼吸器系の全体像

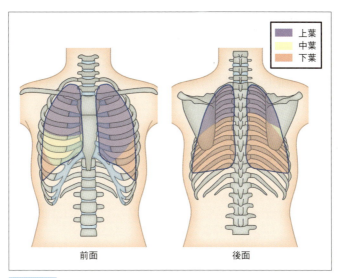

図 1-26　体表から見た肺の位置

のうち，鼻腔から咽頭までを**上気道**，喉頭よりも末梢を**下気道**といいます．

気管支は分岐するたびに細くなって行きますが，それに伴って壁の構造も変化していきます．**気管や葉気管支，区域気管支には軟骨があります**が，気管支が細くなると軟骨が断片化し，それに代わって平滑筋が現れます．そして**細気管支では軟骨がなくなってしまいます**．気道の末梢部が虚脱しやすいのはそのためです．

1本の葉気管支が支配する領域を**肺葉**，1本の区域気管支が支配する領域を**肺区域**といい，右肺は上葉（肺区域S1・S2・S3）・中葉（S4・S5），下葉（S6・S7・S8・S9・S10）の3葉，左肺は上葉（S1+2・S3・S4・S5）・下葉（S6・S8・S9・S10）の2葉に分けられます．

2）体表から見た肺・気管支の位置

胸部の聴打診や呼吸状態を知るためには，体表面から見て，肺や気管支，肺葉や肺区域がどこにあるのかを理解しておくことが大切です．

気管分岐部は，体表前面からみると**胸骨角**，体表背面では**第4〜5胸椎の高さ**にあり，気管分岐部で左右の主気管支に分かれます．

肺は胸腔の大部分を占める大きな臓器で，柔軟性に富んでいます．肺の上端を**肺尖**といい，**鎖骨よりも少し上**にあります．また肺の底面を**肺底**といい，**横隔膜**の上に乗っています．肺の下縁は，鎖骨中線（序章P3）上では第6〜7肋骨，中腋窩線（序章P4）上では第8肋骨，肩甲線（序章P6）上では第10肋骨（第10〜11胸椎の棘突起）の高さまで続きます．ただし肺の大きさは呼吸運動によって変わりますので，安静呼吸時には約1cm，深呼吸時では3〜5cmほど上下に移動することも理解しておきましょう．

右肺は水平裂と斜裂によって3葉に，左肺は斜裂によって2葉に分かれます．斜裂は，背面では第2胸椎棘突起の高さから前面では第6肋軟骨にかけて斜めに走ります．また右肺の水平裂は斜裂から分かれて第4肋骨と肋軟骨に沿って前方に走ります．図1-26 からわかるように，肺の**下葉は左右ともに背部に広がっており，前面からはほとんど見えません**．そのため，下葉の呼吸音を聴診するときには，前胸部だけでなく，側胸部や背部にも聴診器を当てなければならないことがわかります．

2 呼吸状態の観察方法とその根拠

患者の呼吸状態を観察するときは，単に**呼吸の回数**だけを数えるのではなく，**呼吸のパターンや深さ，空気の出入り具合や呼吸音，呼吸困難**などの自覚症状にも注意する必要があります．また**顔面や口唇，末梢の皮膚の変化**なども観察します．大事なことは，患者さんが観察されていることを，**意識しないように**配慮することです．

▶呼吸運動と肺における換気状態を診る

1）呼吸運動を診る

肺が酸素を取り込んだり二酸化炭素を吐き出したりするためには，常に肺内の空気を換気しなければなりませんが，肺は自力で膨らんだり縮んだりする装置を持っていません．そのため，肺を入れている胸郭を拡げたり狭めたりする**横隔膜**などの呼吸筋群の力を借りなければなりません．吸気時において，**外肋間筋**が収縮すると，肋骨や胸骨は上方に引き上げられるために胸郭は前方に拡がります．同時に，**横隔膜が収縮**して沈下すると胸郭は下方に拡がります．胸郭が拡がると，**胸腔内の圧力（胸腔内圧）はさらに低下**し，これによって肺が膨らんで空気が肺の中に吸い込まれていきます（**吸気**）．一方，膨らまされた肺が元の大きさに戻ることによって，肺から空気が吐き出されます（**呼気**）．この一連の運動が呼吸運動です（図1-27）．

安静時の呼吸では，呼吸筋群が働くのは**吸気時のみ**で，呼気時には筋肉の力は必要ありません．**横隔膜は最も強力な呼吸筋**で，**安静時呼吸量の75％は横隔膜の働き**によるものとされています．なお，主に横隔膜が働く呼吸を**腹式呼吸**，外肋間筋が働く呼吸を**胸式呼吸**といいます．

図1-28は肺が受動的に膨らむイメージを示しています．胸郭というガラス瓶（胸郭）の中にある風船（肺）は，ゴム板（横隔膜）を引き下げることによって膨らみます．胸郭の中で肺は壁側胸膜と臓側胸膜という二重の膜に包まれており，両胸膜が囲む狭い**胸膜腔**は大気圧に比べてやや**陰圧**に保たれており，肺の膨らんだ状態が維持されます．

表1-3には，安静時呼吸と努力呼吸のときに，吸気と呼気のそれぞれに働く呼吸筋が示されています．どの呼吸筋が働いているかを観察することによって，**安楽な呼吸**なのか**努力呼吸**なのかを判断することができます．

安静時呼吸の吸気運動では主に**横隔膜，外肋間筋**が使われます．一方，安静時における呼気は受動的に

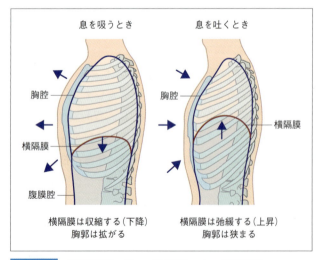

図1-27 呼吸運動（左：吸気時　右：呼気時）

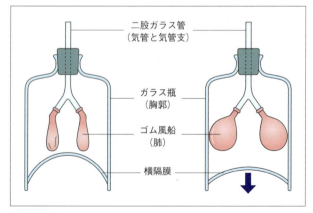

図1-28 ヘーリングの法則の改変

表1-3 呼吸時にはたらく呼吸筋

	吸気	呼気
安静時呼吸	横隔膜 外肋間筋	なし
努力呼吸	横隔膜 外肋間筋 呼吸補助筋 ・胸鎖乳突筋 ・斜角筋 ・大胸筋 ・小胸筋 ・前鋸筋 ・肩甲挙筋など	内肋間筋 最内肋間筋 呼吸補助筋 ・腹直筋 ・側腹筋群 ・腰方形筋

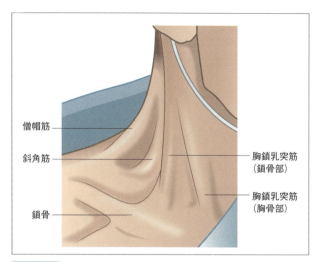

図1-29 努力呼吸時の補助呼吸筋の活動

行われており，拡張した胸郭が狭くなり，肺が弾力性によって元の大きさに戻ることによって呼気が行われます．したがって，呼吸状態を観察したときに，図1-29のように**吸気時に胸鎖乳突筋や前斜角筋，僧帽筋，呼気時に腹直筋や側腹筋群などの呼吸補助筋の活動が認められる場合**には，何らかの呼吸努力が必要な状態であると判断できます．

また，患者が取る姿勢も大事な情報源で，呼吸困難のときに患者は**起座位**をとります（第2章 P47参照）．この姿勢によって，横隔膜の可動性が高まり，呼吸補助筋が活動しやすくなるからです．

2）患者に気づかれないように診る

眠っているときでも目覚めているときでも，呼吸運動は**無意識**に行われています．これは，脳幹の**延髄**や**橋**に存在する**呼吸中枢**が機能しているからです．身体の中の二酸化炭素濃度や酸素濃度の低下によって，呼吸運動は自動的に調節されています（図1-30）．

しかし私達は，深呼吸をしたり，少しの間息を止めたりするなど，**自分の意思で呼吸をコントロールすることができます**．図1-30にあるように，延髄の呼吸中枢は大動脈小体や頸動脈小体などの**化学受容**や頸動脈洞などの**圧受容体（伸展受容器）**や橋の呼吸調節中枢だけでなく，**大脳皮質**からも影響を受けています．呼吸運動が**自分の意思でコントロールできる**のは，この**大脳皮質**からの影響によるものです．したがって，患者の呼吸状態を的確に判断するためには，患者が意識的にコントロールしていない，**自然な呼吸を観察する**必要があります．

3）呼吸音を聴く

呼吸音とは**空気が気道を通るときの音**で，その音を体表面から聴診器を使って聴くことによって，換気状態の把握ができます．聴診によって呼吸音を正確に聴くためには，体表面から見たときの気道や肺の位置や，そこを通る空気による音の種類を知っておく必要があります．

気流の乱流（気道を気流が通る音）や，**渦流（肺胞が空気で満たされるときに出る音）**の2種類が呼吸音の基本です．呼吸音は，**聴取する部位によって音の大きさや高さが異なります**．なお，正常な呼吸音は**清明**に聴取されます．

呼吸音は聴診部位によって，「気管呼吸音」「気管支呼吸音」「気管支肺胞呼吸音」「肺胞呼吸音」に分けられているので，それぞれの音がどこで聴取できるかを把握しておきましょう（表1-4）．

呼吸音を聴取する方法は，**前胸部・側胸部・背部の全野**において，**左右対称に左右を比較しながら**行い

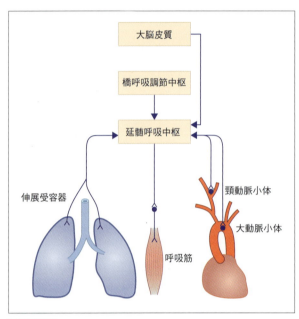

図 1-30 呼吸調節の仕組み

表 1-4 呼吸音の種類と聴取部位

呼吸音の種類	呼吸音の特徴	通常聴取できる部位
気管呼吸音	高速度で空気が流出入し，乱気流が生じるため，音は強く粗くなる．吸気時よりも呼気時に音が大きく，持続時間も呼気時の方が長くなる．	頸部気管
気管支呼吸音	気管呼吸音よりはやや弱い音で聴取される．気管呼吸音に比べると，吸気時と呼気時で音の大きさ，持続時間とも等しくなっていく．	胸骨柄
気管支肺胞呼吸音	気管支呼吸音と肺胞呼吸音の中間的性質をもつ．吸気時と呼気時では吸気時の方がやや音が高く，大きくなる．吸気時と呼気時の持続時間は等しい．	前胸部では第 1～3 肋間周囲 背部では第 1～4 肋間正中から肩甲骨内側縁にかけて
肺胞呼吸音	弱く，最も低音である．吸気時は全体で聴取できるが，呼気時は初期のみかすかに聴取される程度である．	両肺の大部分

ます．1 か所につき，**吸気・呼気の 1 サイクル**を評価するようにします．なお呼吸音はとても小さく，着衣の上からの聴診では正しい評価ができません．聴診器は必ず直接胸壁にあてて，正確に聴診しなければなりません（図 1-31）．

呼吸音のアセスメントには，健常者の正常な呼吸音を聴診して，覚えることが重要です．そうすれば，正常とは違う呼吸音を聴いたときに「ん？何か違う」と思えます．その気付きがとても重要です．

4）呼吸の観察をすべきタイミング

呼吸状態の観察法とその根拠を説明してきましたが，ではこの観察をいつしますか？朝のバイタルサインの測定時でしょうか？安静時の呼吸を評価するためにも，また今後発生するかもしれない異常な状態を早期に発見するためにも，その判断材料として患者の日々の呼吸状態をしっかりと把握しておくことは大事です．

ただ意識して呼吸状態の観察を行って欲しいのは，**呼吸状態が変化する可能性のあるタイミングの前後**です．例えば体位変換の前後，喀痰吸引や薬剤吸入の前後，リハビリテーションの前後，食事の前後な

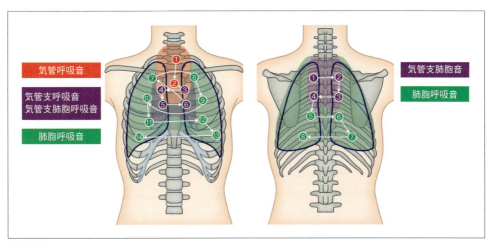

図1-31　呼吸音の聴取部位と順序

ど，様々な活動の前後に観察する習慣を身につけ，その変化に気付くことが大切です．

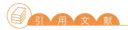

1）厚生労働科学研究費補助金厚生労働科学特別研究事業「臓器提供施設における院内体制整備に関する研究（研究代表者　有賀徹）」脳死判定基準のマニュアル化に関する研究班：法的脳死判定マニュアル，p1，2011．
　　https://www.jotnw.or.jp/files/page/medical/manual/doc/noushi-hantei.pdf
2）厚生労働科学研究費補助金厚生労働科学特別研究事業「臓器提供施設における院内体制整備に関する研究（研究代表者　有賀徹）」脳死判定基準のマニュアル化に関する研究班：法的脳死判定マニュアル，pp5-6，2011．
　　https://www.jotnw.or.jp/files/page/medical/manual/doc/noushi-hantei.pdf

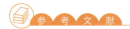

・阿部正和：看護生理学―生理学よりみた基礎看護．第2版，メヂカルフレンド社，1985．
・日野原重明・他：系統看護学講座専門基礎2解剖生理学．第4版，医学書院，1991．
・山崎昌廣，坂本和義，関　邦博編：人間の許容限界事典．新装版，朝倉書店，2015年．
・相磯禎和訳：ネッター解剖学アトラス．原書第5版，南江堂，2011．
・James H. Clay・他著，大谷素明監訳：改訂版クリニカルマッサージ．医道の日本社，2009．
・三木明徳：実習にも役立つ人体の構造と体表解剖．金芳堂，2016．
・大谷　修・他：カラー図解人体の正常構造と機能Ⅱ循環器．日本医事新報社，2007．
・阿曽洋子，井上智子，氏家幸子：基礎看護技術．第7版，医学書院，2011．
・Geddes LA., Whistler SJ.：The error in indirect blood pressure measurement with the incorrect size of cuff．American Heart Journal，96（1）：4-8，1978．
・福井次矢，黒川　清監訳：ハリソン内科学．第5版，メディカル・サイエンス・インターナショナル，2017．

なぜ肺胞は膨らんだりしぼんだりするの？
―弾性線維と肺サーファクタント―

　呼吸運動において膨らんだりしぼんだりするのはガス交換の場である肺胞管や肺胞囊，肺胞である．肺胞は非常に扁平なⅠ型上皮細胞で囲まれており，これを介して肺胞と血液間でガス交換が行われている．肺胞の所々にはずんぐりとしたⅡ型上皮細胞が散在している．この細胞はリン脂質を主成分とするサーファクタント（界面活性物質）を分泌して，肺胞の表面張力を小さくしている．肺胞は自力で膨らんだりしぼんだりすることができない．横隔膜や外肋間筋の収縮によって胸腔が拡がり，胸腔内圧が低下すると，肺胞は受動的に膨らむ．これはシャボン玉と同じで，水だけでは表面張力が大きいのでシャボン玉はできないが，石鹸（界面活性物質）はサーファクタントと同様に表面張力を小さくするので，シャボン玉は膨らむことができる．呼気のとき，横隔膜や外肋間筋が弛緩して胸腔が狭くなると，胸腔内圧が高くなる．しかしこれだけでは肺胞は十分にしぼむことができない．肺胞を取りまく弾性線維は吸気時に引き延ばされ，呼気時に胸腔内圧が高くなると収縮する．この弾力性によって肺胞はしぼむことができるのである．

　臨床的に重要なことは，喫煙や排気ガスなどで肺胞の周囲に炎症が起こると，そこに好中球が浸潤し，エラスターゼという弾性線維を溶解する酵素を分泌する．そのために弾性線維が破壊されてしまい，肺胞が膨らんだままの状態，すなわち肺気腫になり，換気障害が起こる．これが近年増加している慢性閉塞性肺疾患（chronic obstructive pulmonary disease：COPD）である．

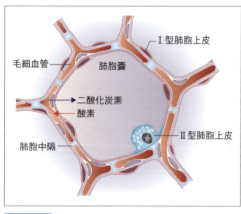

図1-32　肺胞の模式図

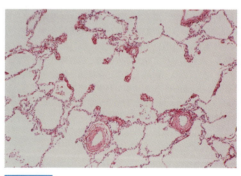

図1-33　肺胞を取りまく弾性線維
弾性線維は赤紫色に染まっている

自分の体で確認してみよう！

1 指の触れ方による脈拍の触れ具合の違いを感じてみよう

確認方法

3本の指を揃えて，橈骨動脈の走行に沿わせて指腹の丸みのある部分をしっかりと当ててみましょう．
次に，指のアーチを作らず，「ぺたっ」とつけるように同じ部位に指全体を当ててみましょう．
橈骨動脈の脈の触れ方がどのように違うかを確認してください．

2 腹式呼吸と胸式呼吸の違いを感じてみよう

確認方法

腹部に手を当てて，鼻から息を吸い，口から息を吐いてください．
・吸気のとき，腹部が前方に膨らむ
・呼気のとき，腹部が後方にへこむ

これは，横隔膜が上下に移動することによって，吸気時と呼気時で腹腔のボリュームが変化するためです．このような，横隔膜を使った呼吸を腹式呼吸といいます．

これに対して，呼吸に伴う腹部の動きがほとんどなく，胸郭が主に動く呼吸が胸式呼吸です．

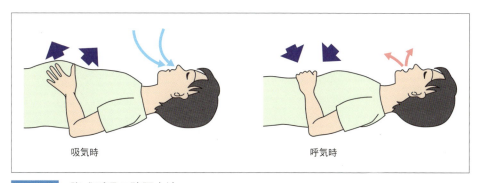

図1-34 腹式呼吸の確認方法

3 呼吸時の肋骨（胸郭）の動きを感じてみよう

確認方法

指をいっぱいに広げ，両手を胸郭の下部に当てます．このとき，指の方向を肋骨に合わせ，指腹を肋間に置きましょう．示指の位置が第6か第7肋間になるようにするといいと思いますが，その人の胸郭の形に合わせてください．その状態で深呼吸をしてもらうと，吸気時に胸郭が前方に拡がるのがわかります．

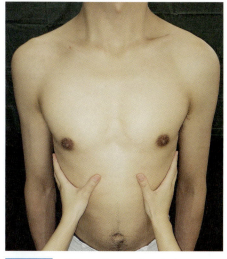

図1-35 胸隔の動きの確認方法

第2章

呼吸を整える援助技術

I 安楽な呼吸の維持

　深呼吸をすると身体も心も落ち着き，身体の緊張も緩みますよね．ですから深呼吸をするときは，ゆっくりと新鮮な空気をできるだけたくさん吸い込もうと思いませんか？　しかし，肺の容量には限界があります．実は，深呼吸の前にしっかりと息を吐き切らないと，新鮮な空気をたくさん吸い込むことができません．息を吐くことは，呼吸生理の中ではとても重要なのです．ここでは，呼吸のメカニズムや安楽な呼吸の援助技術に関する解剖学的根拠を学び，理解を深めていきましょう．

学習目標
☑ 安楽な呼吸を援助するために必要な解剖学的根拠を理解する．
☑ 呼吸がしやすい体位とその根拠を理解する．

1 安楽な呼吸とは（呼気と吸気の関係）

▶ 息を吐くことが大事！

1）換気効率の良い呼吸

　成人の1回換気量は450～500 mLですが，ここで出入りした空気すべてが肺胞に送られるわけではありません．一部の空気は気道を行き来するだけで，ガス交換には使われず，再び外界へと吐き出されます．気道はガス交換に関係しないため，**解剖学的死腔**ともいわれます．この解剖学的死腔にとどまっている空気の量を死腔量といい，正常では**約150 mL**です．この死腔量はどのような呼吸パターンでも同じです．図2-1のように，肺胞がある呼吸部でしかガス交換はできないので，浅い呼吸の回数を増やしても，ガス交換に使える空気の量はあまり増えませんので，非効率的な呼吸になってしまうのです．ガス交換が行われる肺胞で空気の入れ替えをするためには，まずは溜まっている空気を吐き切り，その後で深く息を吸いこむことが必要です．つまり吐かないと吸えないのです！　安楽な呼吸をすすめるときは，まず患者に息を大きく吐いてもらい，そして深く息を吸いこんでもらうことが重要です．

　肺内の空気の量は全肺気量とよばれ，予備吸気量，1回換気量，予備呼気量，残気量の4つを合わせたものです（図2-2）．

　ゆっくりとした深い呼吸と速くて浅い呼吸にはどのような違いがあるのか，具体的に比較してみましょう．例えば，通常の呼吸で1回換気量500 mLとすると，そこから死腔量を引いた350 mLが肺胞でガス交換に使える換気量（肺胞換気量）です．これに対し，1回換気量250 mLの浅い呼吸を速く行った場合，死腔量を引いた100 mLしかガス交換に使えません．

　1分間で比較すると，換気量は同じ（10,000 mL）でも，ガス交換を行える有効な換気量は，浅い呼吸では4,000 mL，深い呼吸では7,000 mLとなり，かなり違うことがわかります．すなわち浅くて速い呼吸では，換気効率が非常に悪いということです．最も換気効率が良いのはゆっくりと深く息を吸ったり吐いたりする方法，つまり深呼吸です（図2-3）．

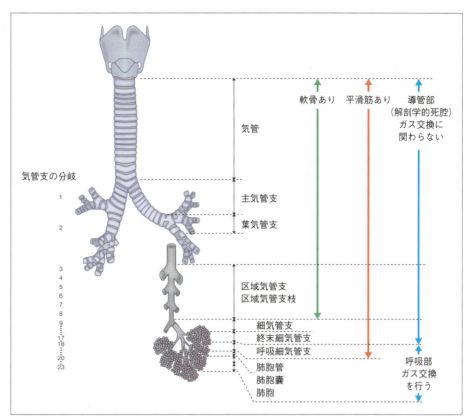

図 2-1　気管支の構造

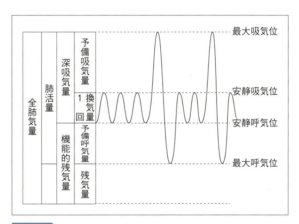

図 2-2　肺活量と呼吸容量

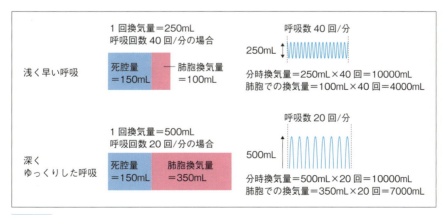

図 2-3　浅い呼吸と深い呼吸での肺胞換気量の違い

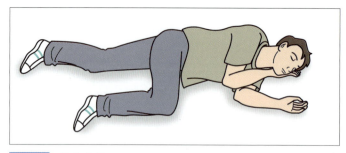

図 2-4　回復体位

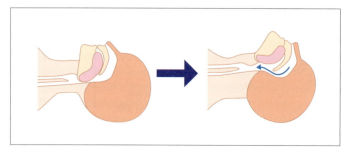

図 2-5　気道確保の体位（顎挙上時）

　通常，日常的な呼吸において呼吸促進の刺激になっているのは，体内の**二酸化炭素濃度の上昇**です．（もちろん，生命を脅かすくらい酸素濃度が低下すれば，呼吸を促進します．）また，効率のいい呼吸のためには，死腔量を上回るほどの空気の量を入れ替える必要があります．いずれにしても，息をたくさん吐くことによって二酸化炭素を排出し，たくさん吐くことによって新鮮な空気をたくさん吸うことができます．安楽な呼吸のためには，**呼気を意識した深呼吸**がとても重要になります．

2 呼吸がしやすい体位

1）気道が確保されている
　まずは気道が確保されている，つまり空気の通り道である気道に異物がない状態を確保することです．異物とは吐物や痰などだけではなく，落ち込んだ舌根かもしれません．したがって痰や落ち込んだ舌根が気道をふさがないような体位が必要です．回復体位では下顎を前に突き出して患者を横向けに寝かせます．こうすることによって気道が確保され，吐物や落ち込んだ舌根による窒息を防ぐことができます（図2-4）．舌根沈下によって気道が閉塞した場合でも，下顎を前に突き出すことによって，気道が確保されます（図2-5）．

2）呼吸に必要な筋肉が動きやすいように整える
　呼吸による換気量の7割は**横隔膜の運動**に依存していますので，呼吸筋として横隔膜の動きは最も重要です．横隔膜は重力によって**腹部臓器に圧迫**されます．安楽に呼吸するためには，**横隔膜の動きを確保すること，横隔膜が動きやすい体位を取らせること**が重要です．また，横隔膜の可動量や動きを観察することもとても大切です．
　横隔膜の可動量は，腹側よりも背側で大きく，横隔膜背側部に対する腹部臓器の圧迫が軽減されると，横隔膜の可動量は増加します．つまり呼吸がしやすい体位とは，**胸郭と横隔膜の動きが最もスムーズになる体位**ということになります．

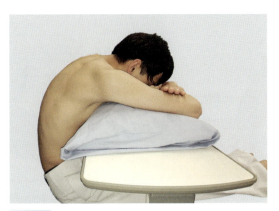

図 2-6　起座呼吸

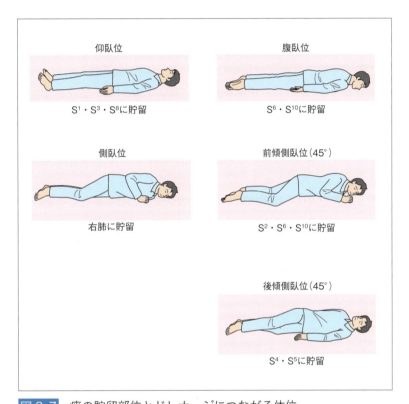

図 2-7　痰の貯留部位とドレナージにつながる体位
(平山晃介，安藤守秀：排痰を助ける体位ドレナージ（体位排痰法）．呼吸器ケア，13(2)：144-149，2015．を参考に作成)

　例えば，呼吸困難を訴える患者では，**起座呼吸**になることで呼吸が楽になります（図2-6）．これは，布団などにもたれかかって前傾姿勢を取ることにより，**横隔膜が腹方に下がり，横隔膜の背側部にかかる圧迫が軽減される**ために換気スペースが確保され，**呼吸補助筋**も活動しやすくなるためです．

3) 分泌物を出しやすくする体位（重力を利用する）

　重力で痰や唾液が移動しやすくなる体位があります．例えば，痰が末梢の気管支や肺胞にある場合，太い気管支まで痰が移動してこないと，咳をしても痰を出すことができません．咳嗽で痰を喀出させるためには，一般的に5分岐目の気管支より中枢に痰を移動させることが必要だといわれています．重力を考慮して体の向きを変えて（体位変換），末梢側に貯留した痰を移動させて外に出しやすくします．これを，体位ドレナージといいます．図2-7は代表的な体位ドレナージです．

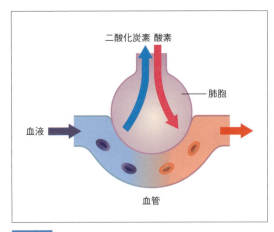

図 2-8　肺胞でのガス交換の仕組み

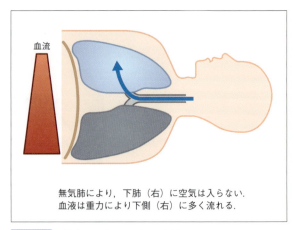

無気肺により，下肺（右）に空気は入らない．
血液は重力により下側（右）に多く流れる．

図 2-9　換気血流比不均衡状態

4）正常な肺胞と血液が接触する面積が多くなるように（換気血流比）

　効率よくガス交換が行われるためには，**正常な肺胞に空気が出入りし，血液と接触させる**必要があります（図2-8）．そのためには，肺胞において**空気と血液を接触させるように体位を整える**ことが必要です．例えば，右肺に無気肺のある患者で考えてみましょう．この患者が右側臥位になると，重力によって血液は右肺に多く流れます．しかし，空気は右肺の含気量が少なくなるので左肺に多く流れます（図2-9）．この状態では正常な肺胞と血液が接する面積は少なくなります．血液の量と肺胞の含気量が一致していない状態を，**換気血流比不均衡状態**といい，**ガス交換の効率がとても悪い状態**になります．ですから正常な肺，つまり左肺を下にする左側臥位をとることで，正常な肺胞と血液の接触を多くすることができます．

　これらはレントゲンや血液ガスなどのデータがなくても，フィジカルアセスメントで得た情報から患者に何が問題か，何が必要かを評価することができます．

起座呼吸はどうして楽なのか？

　慢性の呼吸器疾患や心不全などで呼吸困難を訴える患者は，少し前屈みになってベッドのへりに腰掛けている．これを起座呼吸といい，この姿勢をとると，呼吸が少し楽になるという．なぜこの姿勢をとると呼吸が楽になるのだろうか？　第一の理由は，ベッドの上で寝そべっていると，心臓に戻ってくる血液量が増えて，肺鬱血が増強して換気量が減少するためである．また，すでに述べたように，布団などにもたれかかって前傾姿勢を取ることで，横隔膜の後部（背側部）にかかる肝臓などの腹部臓器による圧迫が軽減され，横隔膜の可動性が高まるためである．

　私たちは普通の呼吸よりも多くの空気を吸い込んだり吐き出したりすることができる．このときに使う筋を呼吸補助筋といい，肋骨に付着して肋骨を引き上げる筋が吸気補助筋，肋骨を引き下げる筋が呼気補助筋である（第1章 P37 表1-3 参照）．吸気補助筋の1つである大胸筋は胸部前面にある大きな扇状の筋である．この筋は鎖骨の内側半分，胸骨，肋骨弓から始まり，上腕骨の大結節稜に停止するが，解剖学の教科書をよく見ると，停止部付近でこの筋は捻れている（図2-10）．ヒトやサル以外の動物には鎖骨がなく，肩甲骨は体幹の側面に貼り付いて

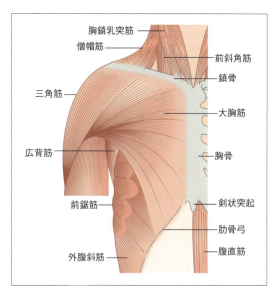

図2-10　胸部前面の筋

いるが，ヒトやサルでは鎖骨に押し拡げられて肩甲骨は背中に移動した．そのためにヒトやサルでは胸の前で両手を近づけられるようになり，両腕で子どもを胸の前に抱いたり，色々な道具を使ったりして細かい作業も可能になった．これは画期的なことで，そのお陰でヒトは文明を創り出すことに成功したが，大胸筋の捻れはそのために起こり，筋の収縮効果が少し小さくなってしまった．手を膝に当てたり，身体の前に置いた布団などにもたれたりすると肩関節は屈曲位になり，大胸筋の捻れが解消されて，より大きな筋力を発揮することができる．そして腕を突っ張って上腕骨を固定すると，大胸筋が肋骨を引き上げて胸腔を広げることができる．これが呼吸困難時に起座呼吸を行う理由である．

　マラソン大会に出るような元気な人でも，ゴールを駆け抜けると，脚を拡げて前屈みになり，少し曲げた両膝に手を当てて，肩で大きな息をしている．これもまさに起座呼吸の変形バージョンである．

II 吸引法

患者さんの呼吸状態があまり良くない，とりあえず吸引…と思っていませんか？ 吸引は自分で分泌物を喀出できない患者に対しては必要不可欠なケアですが，特に気管吸引は侵襲的なケアであることを理解しておく必要があります．どういう人に，どういうときに，どのように実施するのかを正しく理解しなければ，患者の呼吸状態を改善するどころか，逆に悪化させてしまう可能性もあります．ここでは安全な吸引を行うために必要な方法と，その解剖学的根拠を理解しましょう．

学習目標

☑ 安全に吸引を実施するために必要な解剖学的根拠を理解する．
☑ 安全な口腔・鼻腔・気管吸引の方法と根拠を理解する．

1 口腔・鼻腔吸引

1）口腔・鼻腔吸引チューブの長さ

▶ **挿入は 咽頭まで！**

吸引は，痰などの分泌物を自力で喀出できない人に対して実施します．痰などの分泌物が喀出できない患者では，貯留物を誤嚥することによって無気肺や誤嚥性肺炎などの合併症が起こります．特に嚥下が困難な患者ではこのリスクが高いので，口腔や鼻腔内に分泌物や異物を貯留させないことが大切です．

口腔から咽頭に分泌物が貯留している場合は口腔吸引，鼻腔や咽頭に貯留している場合は鼻腔吸引を行います．吸引チューブを挿入する長さは，図2-11 のように**口唇から咽頭までが 10〜13 cm，外鼻孔から咽頭までが 15〜20 cm** です．これ以上挿入すると，咳嗽反射や嘔吐反射を引き起こす可能性があります．

2）鼻腔吸引チューブの挿入方向

▶ **鼻腔吸引は必要最低限に！**

鼻腔吸引チューブの挿入を座位で行う場合，**外鼻孔から耳に向かってほぼ水平に挿入するのが最も安全**です．鼻粘膜には血管が豊富に分布しているので，チューブで傷をつけると結構多く出血します．特に鼻中隔のうち，外鼻孔の入口付近にある**キーセルバッハ部位**は鼻出血の好発部位で，鼻腔吸引時に鼻出血を起こしてしまうと，血液の誤飲にもつながります．また，挿入する吸引チューブの長さを正確に把握していなければ，チューブの先が気管に入ってしまう危険性もあります．患者にとっては苦痛を伴う処置になりますので，鼻腔吸引を安易に行わないことが望まれます．

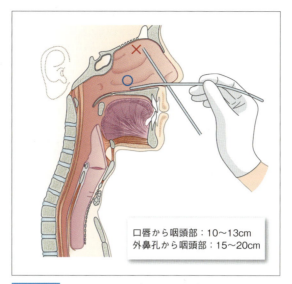

図 2-11　吸引チューブの挿入方向

口唇から咽頭部：10～13cm
外鼻孔から咽頭部：15～20cm

3）口腔吸引と鼻腔吸引はセットではない！

　口腔吸引や鼻腔吸引はいずれも侵襲を伴い，患者にとっては苦痛が伴う処置です．特に，口腔吸引と鼻腔吸引をセットで行うことは患者の苦痛も強く，危険です．痰の貯留部位を調べ，口腔か鼻腔か，より適切な方法を選択することが大事です．また，繰り返し吸引を行うことは口腔粘膜や鼻腔粘膜の損傷にも繋がりますので，注意が必要です．

2 気管吸引

1）気管吸引チューブの挿入

▶**挿入は気管分岐部まで！**

　気管吸引とは，気管内挿管をして人工換気をしている患者や，気管切開をしている患者の場合，患者自身による咳嗽や，危険性や苦痛が少ないそのほかの気道浄化法では取り除くことができない気道分泌物や血液などを，カテーテルを用いて陰圧下で取り除く方法です．気道内の分泌物を除去するために行いますが，図2-12のように，吸引チューブの挿入は**気管分岐部まで**です．気管分岐部より深く挿入すると片肺にだけ陰圧がかかり，**無気肺**のリスクが高くなります．特に，**右主気管支は左主気管支に比べて太く，分岐角も小さいので，カテーテルは右主気管支に入ることが多い**のです．

　気管分岐部の位置は体表から見ると，**胸骨角の高さ**に一致しています．チューブをその手前で止めることをイメージして，挿入の長さを考えましょう．

　吸引カテーテルはゆっくりと進め，カテーテルの先端を**気管分岐部の手前**まで挿入します．カテーテル先端が気管壁に当たるまで吸引すると，気管壁を傷つける可能性があります．一方，挿入が浅すぎると吸引されない場所ができ，チューブが閉塞する可能性があります．あらかじめ気管チューブの長さと挿入距離を決めておくとよいでしょう．具体的には，気管チューブの先端を**気管分岐部から2～3cm手前**に置くのが目安です．

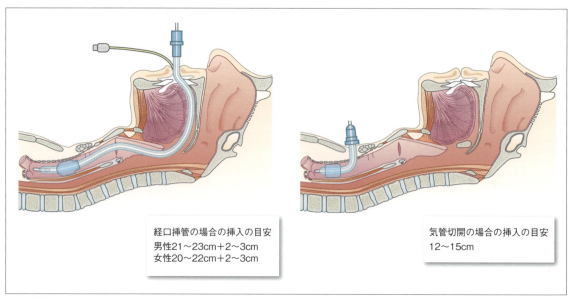

経口挿管の場合の挿入の目安
男性21〜23cm+2〜3cm
女性20〜22cm+2〜3cm

気管切開の場合の挿入の目安
12〜15cm

図2-12 経口挿管と気管切開時の挿入の目安

2）1回の吸引時間と吸引圧

▶ **吸引中は 無呼吸状態！吸引による患者の負担を考えよう．**

　吸引カテーテルを挿入するときは，無気肺や低酸素血症を防ぐために吸引の陰圧を止めておきます．また1回の吸引操作で **10秒以上の陰圧をかけない**ことが推奨されています．吸引カテーテルの挿入から抜去までは **15〜20秒以内**で行い，吸引圧は **20 kPa（150 mmHg）** で行います．カテーテル先端に吸引圧がかかった状態で気道粘膜に接触すると，粘膜に損傷を与えますので注意が必要です．

　1回の吸引で気道浄化が不十分な場合には再度行うことになりますが，患者の全身状態やバイタルサインを観察し，初回の吸引による変化が収まったことを確認してから行います．

　SpO_2 が低下したらすぐに気管吸引を行うのではなく，呼吸音や副雑音の有無を聴診し，気管吸引が必要かどうかの判断を必ず行いましょう．そして吸引が必要であると判断しても，吸引の前に一時的に100％酸素を投与するなど，十分酸素化を行った状態で行う必要があります．もしアセスメントを怠ったり，酸素化の安定を確認せず気管吸引を実施したりすると，気道分泌物が SpO_2 低下の原因ではない場合，さらなる低酸素状態を引き起こしてしまいます．

3）気管吸引の効果

▶ **とりあえず気管吸引はNG！**

　気管吸引を実施しても，中枢側の主気管支に存在する分泌物しか除去することはできません．不必要な気管吸引を繰り返し行うことは，患者に苦痛を与えるだけでなく，**無気肺**などの合併症の原因になります．中枢側の気道に分泌物が存在しているかどうかを確認するには，**呼吸音の聴診**が必要です．気管支や肺野の位置を確認して呼吸音を確認し，低調性の連続性副雑音や粗い断続性副雑音が主気管支で確認されたときに，気管吸引を実施するようにしましょう．

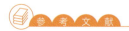

・平山晃介，安藤守秀：排痰を助ける体位ドレナージ（体位排痰法）．呼吸器ケア，13（2）：144-149，2015．

痰ってなに？

　痰は気道のうち喉頭よりも下，すなわち下気道の粘膜から分泌される粘液である．鼻腔や下気道の内面は，細胞の表面に線毛という，動く毛を備えた多列線毛上皮で覆われている．また，気道の多列線毛上皮には杯細胞という，ワイングラスのような形をした粘液腺細胞が多く含まれ，上皮の下にも混合腺が存在する．鼻粘膜から分泌される鼻汁は外鼻孔から排出され，口から排出される痰とは区別されている．気道粘膜から分泌される粘液は吸気とともに奥深くまで入ってきた小さなゴミを絡め取り，線毛がこれを粘液とともに喉頭に向かって送り返す．すなわち痰は「気道の掃除」という重要な役割を果たしている．健康な人でも1日に100〜200mLほどの痰が分泌されている．痰の主成分は水で，大部分は気管や気管支の粘膜に吸収され，ごく少量が喉頭に向かって送り返されるが，無意識のうちに飲み込んでしまい，ほとんど気にならない．しかし痰の量が多くなると「のど」が絡まったような違和感を覚え，口からいわゆる「痰」として喀出される．喫煙などによる気道へ刺激や細菌あるいはウィルスの感染による炎症などによって粘液腺の分泌が高まり，痰の量が増加する．

　痰を喀出するときは肺に空気を吸い込み，声門を閉じて，横隔膜や腹筋を使って腹圧を高めるとともに，呼気補助筋を使って，勢いよく空気を吐き出す．気管切開や気管内挿管では自力で喀痰ができないので，痰を吸引しなければならない．また筋力低下や神経麻痺などでも痰の排出が困難になるので，これらの筋のトレーニングが必要になる．

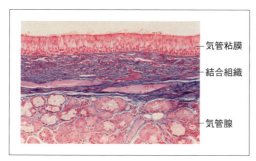

図2-13　気管の粘膜

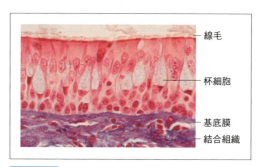

図2-14　気管粘膜上皮の線毛

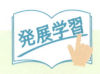

排痰のためのポイント

効果的な排痰ケアとは具体的にどうすることでしょうか．ここでは，今までの知識を統合していきたいと思います．

フィジカルアセスメント

まずは痰の溜まっている部位を確認します．咽頭よりも口腔側に痰が認められるなら，鼻腔・口腔吸引が選択されます．主気管支ならば気管吸引が必要です．それより末梢の肺野ならば，気管吸引をしても効果は期待できません．どこに痰があるのかを確認するためにも，第1章で述べた呼吸音の聴診法や，呼吸状態の観察が重要です．

痰の粘性

痰の粘性を下げて，痰を動かしやすくします．具体的には，吸入やネブライザーを使用することが多いのですが，全身の水分管理が問題になってくる場合もあります．粘性の高い痰は，気管や気管支壁に密着して動きにくくなります．口腔ケアや含嗽をするだけでも，排痰しやすくなります．

痰の移動

排痰するには，分泌物を気管の中枢側に移動させる必要があります．そのために，重力の力を借りて体位ドレナージで気道の中枢側に移動させることができます．体位ドレナージを行う際はまず痰の位置を確認し，その部位が主気管支よりも高い位置となるように体位を整え，痰を中枢側へ移動させます．また咳嗽によって痰を中枢側に移動させる方法もありますが，咳嗽によって喀痰できる範囲も，気管支の5分岐目（図2-1）までとされています．一所懸命に咳をしても，5分岐目よりも末梢側に貯留している痰は，咳では出てくれません．何よりも体位ドレナージや離床を促すことで，痰を移動させることが最も効果的です．

咳嗽のメカニズム

効果的な咳をすることで，痰を喀出することができますが，上手く咳ができないと，咳嗽のためにエネルギーを消費するだけです．咳嗽のメカニズムは，まず肺にたくさんの空気を吸いこむ吸入相，声門を閉じて腹圧を高めることにより気道内圧を上げる加圧相，そして声門を開けて勢いよく空気を出す呼出相，この3段階が必要です．気管内挿管や気管切開をしている場合，声門を閉じることができませんので，効果的な咳をすることが難しくなります．

第3章

食と栄養摂取を
支える技術

I 食事介助

　普段，私たちは椅子に座って食事をしています．そのときの姿勢や首の角度はどうなっているでしょうか？　このように聞かれたとき，私たちはそんなことをほとんど意識せず，それでもむせたり，つまったりすることなく食べていることに気づきます．私たちは無意識のうちに安全で食べやすい姿勢を取っているとともに，少々無理な姿勢であっても安全に食べることができるようなしくみが私たちの身体に備わっています．

　ここでは，私たちが安全に食事ができている理由を解剖学的に理解しましょう．また，食事動作や嚥下機能に支障を来した人に対する，安全な食事介助の技術やコツについても，その根拠を解剖学的に理解しましょう．

学習目標

☑ 安全な食事姿勢の解剖学的根拠を理解する．
☑ 摂食・嚥下に関連する人体の構造を理解する．
☑ 安全な食事介助の根拠を理解する．

1 安全な食事姿勢

▶ 誤嚥しにくい姿勢は，座位・頸部前屈位！

1）食塊の経路と姿勢

　普段，私たちは座って食事をします．立ち食いそばや立食パーティーなどでは立って食べることもありますが，いずれにしても，**口から食道，胃への経路が重力に逆らわない姿勢**になっています．重力に逆らわない姿勢を取ることで，食道の蠕動運動と相まって，食物が口から胃に向かってスムーズに運ばれますし，胃からも逆流しにくくなります．

　またヒトでは，鼻腔や口腔の奥にある咽頭で，「食物」の経路と「空気」の経路が交差しています．しかし，咽頭や喉頭による絶妙な交通整理のおかげで，「食べる」ことと，「呼吸する」ことが成立しています（図3-1）．

2）食物と空気の交通整理のしくみ

　嚥下運動は次のように行われます（図3-2）．
（1）口腔内で咀嚼され，唾液と混じって粥状になった食

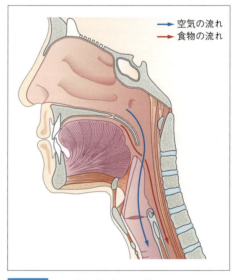

図3-1　食道と気道の交差

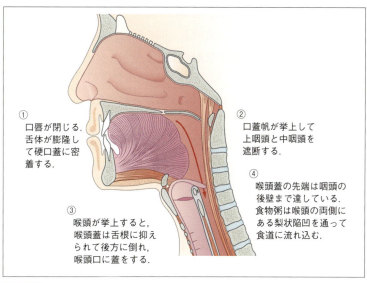

図3-2　咽頭期の嚥下運動

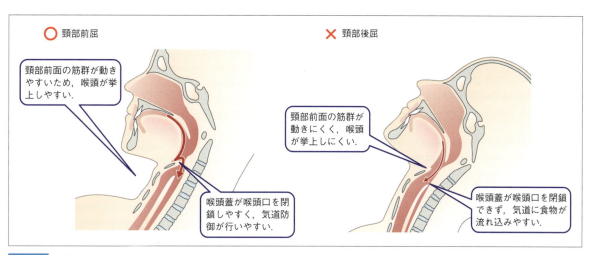

図3-3　頸部角度の違いによる咽頭の気道の違い

物（食物粥）は舌によって咽頭に送られます．このとき，舌体が膨隆して硬口蓋に密着し，口腔と咽頭が遮断されます（図3-2―①）．

（2）食物粥が舌の奥に送られるとき，口蓋帆が挙上して上咽頭と中咽頭を遮断し，上咽頭への食物粥の流入を防ぎます（図3-2―②）．

（3）食物粥が咽頭に到達すると，咽頭壁の蠕動運動によって食物粥は食道方向に送られます．

（4）食物粥が食道の入り口に到達すると，食道入口部が弛緩します．

（5）（4）と同時に**喉頭が挙上**し，**喉頭蓋**は舌根に押さえられて**後方に倒れ**，喉頭口に蓋をします（図3-2―③）．喉頭蓋の先端は咽頭後壁に達しているので，食物粥は喉頭の両側にある**梨状陥凹**を通って食道に流れ込みます（図3-2―④）．

嚥下運動は反射により，半自動的に0.6〜0.8秒という速さで行われます．これが正常に働くことで，食物は気管には入らず，食道へと入っていきます．食物が誤って気道に入ってしまうことが「誤嚥」です．頸部が後屈していると，このシステムが働きにくくなります．したがって，誤嚥しないように，安全に食事をするには，**座位で頸部がやや前屈位になっている姿勢**が適しているのです．

頸部を少し前屈すると（図3-3―左），頸部前面の中央にある筋（舌骨下筋群，舌骨上筋群）が動き

やすく，喉頭が挙上しやすくなるため，喉頭蓋が喉頭口に蓋をして喉頭以下の気道を守ります．また，喉頭蓋は靴ベラのような形で，喉頭蓋谷（舌根と喉頭蓋の間の隙間）は左右に拡がっていますので，喉頭蓋の舌面と食物粥との接触面積も広くなり，嚥下反射が起こりやすくなっています．しかし，頸部が後屈していると（図3-3—右），喉頭を引き上げる頸部前面の筋（舌骨下筋群，舌骨上筋群）が伸長されるため，喉頭の挙上が困難になり，喉頭蓋で喉頭口に蓋をすることができず，食物粥が気道に流れ込んでしまいます（図3-3）．

以上のように，食べた物が胃に到達するまでの経路とその構造や機能がわかると，食事をするときはできるだけ座位で，頸部を少し前屈させること，特に嚥下時には頸部が後屈しないようにすると誤嚥が防げることが理解できます．

2 誤嚥を防ぐ食事介助のポイント

1）可能な限り座位に！

解剖学的に誤嚥しにくい体位を取ってもらうために，可能な限り安定した座位になってもらいましょう（図3-4）．またこのとき，少し顎を引いて頸部を前屈することで，嚥下運動に必要な頸部前面の筋群が働きやすくなります．喉頭が挙上して，喉頭蓋が喉頭口に蓋をしないと嚥下はできません．

2）頸部が後屈しない介助方法

看護師の目線が患者の目線と同じ高さか，患者より低くなるような位置から援助する（図3-5）ことで，患者の頸部後屈を避けることができます．また，口に食べ物を運ぶときの箸やスプーンを差し出す方向にも注意が必要です．患者の頸部が伸展するような位置から食べ物を運んだり，スプーンを口から上方向に引き抜いたりする（図3-6）と，患者の頸部が伸展してしまいます．

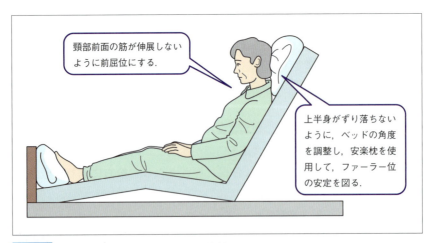

図3-4　誤嚥しにくいベッド上での座位

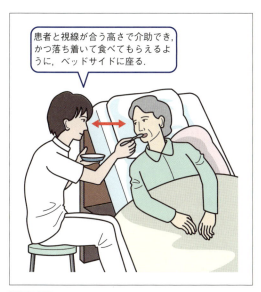

図3-5 患者と看護師の適切な位置関係

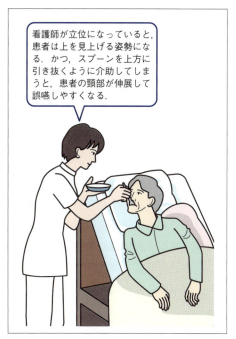

図3-6 不適切な介助例

誤嚥するのはヒトだけ？

平成23年に，肺炎が脳血管障害を抜いて，我が国における死亡原因の第3位になったが，その大半は高齢者の誤嚥性肺炎（医療・介護関連肺炎）である．咽頭は空気と食物の通り道で，その交通整理を担当しているのが喉頭である．人体解剖の実習を見学するときに，喉頭蓋を指で押さえて喉頭口に蓋をすると，喉頭蓋の先端は咽頭の後壁まで達している．したがって，口から入ってきた食物は喉頭蓋の上は通らず，喉頭の左右にある梨状陥凹を通って食道に流れ込む（図3-7）．

呼吸器系と消化器系はそれぞれに別の役割を果たしているが，気管よりも末梢の呼吸器は，咽頭の前壁から出芽した1本の管から発生する（図3-8）．そしてこの分岐点にできたのが喉頭で，気管に食物が入らないように，呼吸器系の入口（喉頭口）に蓋をするのが喉頭蓋である．ヒト以外の動物，例えばサルでも，喉頭蓋が口腔と鼻腔を隔てる軟口蓋まで達しており，空気の通り道と食物の通り道の独立性が高い（図3-9）．したがって，動物は餌を食べながら，邪魔者が来たら「ウ～」と威嚇することもできる．しかしヒ

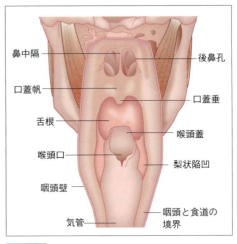

図3-7　咽頭後壁を開いた図

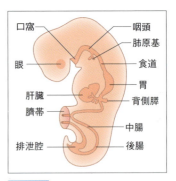

図3-8　呼吸器の発生

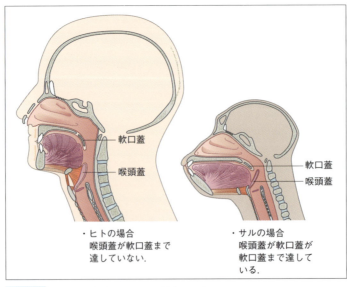

図3-9　ヒト（左）とサル（右）の喉頭

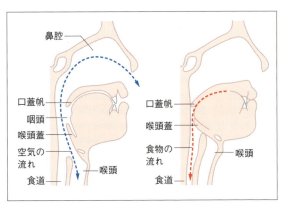

図 3-10　呼吸時（左）と嚥下時（右）

トでは喉頭が下方に移動したために，喉頭蓋が軟口蓋に届かなくなった．そのために，嚥下するときには口唇を閉じ，舌を口蓋に密着させ，軟口蓋（口蓋帆）を跳ね上げて上咽頭と中咽頭を遮断し，喉頭を引き上げるなど，嚥下運動が非常に複雑になってしまった（図3-10）．そしてこのタイミングが少しでもずれると，気管に食物が入ったり，鼻の奥にメシ粒が入ったりして大変なことになる．勿論，嚥下しながら声を出すことはできない．

喉頭は発声器官でもある．ヒトでは空気の通り道と食物の通り道の独立性が低くなった分，大量の呼気が口腔にも流入し，咽頭腔や鼻腔だけでなく口腔も声の共鳴腔となり，さらに口唇や舌，軟口蓋なども駆使して，様々な母音や子音が発音できるようになった．

このように，食事とお喋りには同じ器官が使われるので，それらを動かす筋の多くも共通している．言葉が不明瞭になり，聞き取りにくくなった患者では，お喋りや食事に必要な筋力が弱くなったことを表しており，誤嚥に気をつけなければならないのはこのためである．認知力や嚥下機能の低下を防ぐ上で，特に高齢の患者にはできるだけお喋りをさせるような対応が必要である．ましてや楽しみながらできるカラオケなどは，これらの機能に加えて呼吸機能を維持する上でも大きな効果が期待できる．

どうやら誤嚥するのはヒトだけのようで，誤嚥して涙を流しながらむせ込んでいるイヌやネコを見たことはない．その昔，「どっちにする？」と神様に聞かれたとき，我々のご先祖様は誤嚥の危険性を覚悟の上で，言葉の方を選んだのかもしれない．

摂食・嚥下リハビリテーションと発声練習の関係

　発声と摂食・嚥下にかかわる器官の多くは共通しています．そのため，構音訓練は摂食・嚥下リハビリテーションの1つとして用いられることがよくあります．

　嚥下の「準備期」は，口腔内に取り込んだ食物を咀嚼し，唾液と混ぜて飲み込みやすい粥状にする段階です．この行動をとるためには口唇や舌，頰の動きが必要です．そのための練習として，頰・口唇・舌の他動運動，自動運動，抵抗運動が行われます．例えば，口唇音（パ行，バ行，マ行）の発音は，口唇の閉鎖によって作られる音であるため，パ行やバ行，マ行を含む単語を繰り返し発音する練習を行います．また，舌尖音（タ行・ダ行，ナ行，ラ行）を発音する構音練習は，頰筋と舌筋を使って食塊を形成する訓練につながります．

　「口腔期」は，口腔から咽頭へ食物粥を送る段階で，安全な飲み込みには口唇，頰，舌などの運動に加え，呼吸の調整及びこれらの協調動作が必要です．舌尖音や，奥舌音（カ行・ガ行）の構音訓練は，舌による食物の送り込みの訓練につながります．

　このような訓練としての単語の発音だけではなく，日々の生活の中で会話する，歌う，声を出すということ自体が，口唇，頰，舌の運動になると同時に，呼吸を調整し，協調動作の機能を高めることにもつながります．

　嚥下訓練や構音訓練を嫌がって全く受けなかった患者さんが，実習で受け持ちになった看護学生と楽しく話したり，昔好きだった「浪速恋しぐれ」を何度もカラオケで一緒に歌ったりするうちに，どんどん嚥下が上手になり，看護学生の実習が終わるころにはすっかり普通食を食べられるようになったという事例もあります．リハビリトレーニングとしてだけではなく，日常生活の中で周囲の人と積極的に会話をする，笑う，歌うなどの活動をすることや，それを楽しく行うことが嚥下のリハビリテーションにはとても効果的なのです．

II 経鼻栄養法

摂食嚥下機能の低下や，疾患の管理のために，食事を口から取るのではなく，チューブを通して摂取する場合があります．経管栄養法には経鼻的に胃までチューブを挿入する方法と，胃ろう（PEG）によって経皮的に直接チューブを胃や腸管に挿入する方法があります．

ここでは，経鼻栄養チューブの挿入と栄養の注入について解剖学的根拠を踏まえて理解しましょう．

学習目標

☑ 安全確実に経鼻栄養チューブを挿入する方法の根拠を解剖学的に理解する．
☑ 安全に経鼻栄養を実施するための根拠を解剖学的に理解する．

1 経鼻栄養チューブの挿入

1）経鼻栄養チューブの挿入方向とタイミング

▶挿入は 耳の方向へ！

経鼻栄養チューブは鼻腔から咽頭，食道を経て胃まで挿入されます．

ヒトの場合，外鼻孔は下に向いて開いていますが，鼻腔は後外方に広がり咽頭鼻部（上咽頭）へとつながります．したがって，チューブはほぼ水平に後外方，まさに**耳に（後外側方向に）**向かって挿入しなければなりません（図3-11）．鼻孔から顔面に対してほぼ直角に，チューブを立てるように把持し，**耳の方向**に向かって進めます（図3-12）．鼻腔の入り口には，鼻中隔に「キーゼルバッハの部位」という血

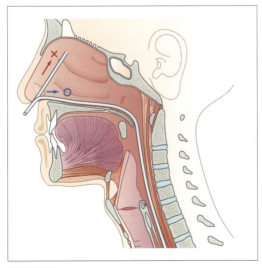

図3-11 経鼻栄養チューブの正しい挿入方法

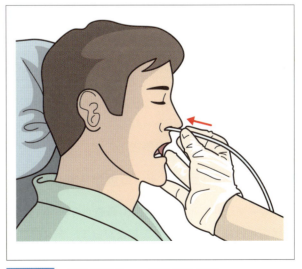

図3-12 経鼻栄養チューブの挿入方法

管の多い部分があり，ここにチューブがあたると鼻出血を起こします．鼻背（鼻稜）に沿ってチューブを挿入しようとすると，この部位に当たってしまうので，チューブが鼻腔と口腔を隔てる口蓋に沿って水平に進むように挿入します．

▶甲状軟骨が挙上するタイミングでチューブを奥へ！

誤ってチューブが気道に挿入されないようにするには，喉頭蓋が喉頭口に蓋をするタイミングが最も安全です．

嚥下の仕組みで学習したように，喉頭が挙上することで，喉頭蓋が喉頭口に蓋をします．したがって，咽頭部に達したチューブをさらに進めるには，**喉頭が挙上したときに**タイミングよく行うことが必要です．

患者の頸部をよく観察するか，喉頭の動きがわかるように喉頭隆起に非利き手の指を軽く当てて，患者に「ゴックンしてください」と言い，喉頭が挙上するのとほぼ同じタイミングでチューブを奥に進めます（図3-13）．

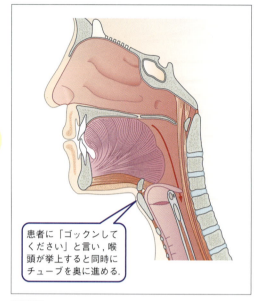

患者に「ゴックンしてください」と言い，喉頭が挙上すると同時にチューブを奥に進める．

図3-13　嚥下時の甲状軟骨・喉頭蓋の動き

2）経鼻栄養チューブの経路

▶鼻孔と同側の梨状陥凹を通す！

まず，食物が咽頭部を通過するときの経路を思い出してみましょう．食物が咽頭に達すると，喉頭が挙上して**喉頭蓋**が喉頭の入口に蓋をします．このとき喉頭蓋の先端は咽頭の後壁に達しているので，食物は喉頭の左右を上下に走る**梨状陥凹**を通って食道に流れ込みます．つまり，食物は一時的に2つの経路に分かれるか，もしくは左右どちらかの経路を通ることになります（図3-14）

では食物ではなく，チューブがここを通る場合を考えてみましょう．チューブは食物のように流れ落ちることなく，この経路に留まります．挿入した鼻孔と同側の梨状陥凹にチューブを挿入すると，チューブはまっすぐに食道に入ります（図3-15—A）．しかし，左側の鼻孔から挿入したチューブが右側の梨状陥凹を通ったら，喉頭部でチューブが斜めに交差してしまいます（図3-15—B）．そうなると，チューブによって喉頭蓋の動きが制限され，患者の苦痛や違和感が増したり，嚥下機能が阻害されたり，喉頭蓋の運動が阻害されて，呼吸に支障を来すこともあります．

チューブを挿入する鼻孔と反対側に頸部を回旋すると，チューブ挿入側の咽頭と梨状陥凹が広がり，チューブを挿入した同側の梨状陥凹にチューブが入ります（頸部回旋法，図3-16）．

3）経鼻栄養チューブの長さ

▶「鼻先から耳垂」＋「耳垂から剣状突起」

チューブは外鼻孔から挿入し，鼻腔から咽頭，食道を経て，胃内まで到達させます．胃の噴門は，胸骨剣状突起の高さにあります．したがって，チューブを確実に胃まで到達させるためには，「鼻尖から耳垂までの長さ（A）」に「耳垂から胸骨剣状突起までの長さ（B）」を加えた長さが必要です（図3-17）．

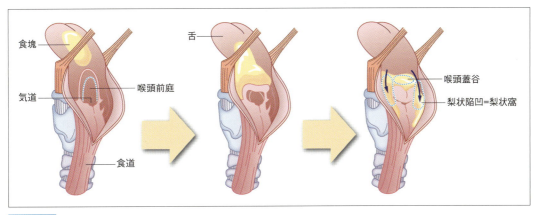

図 3-14 食塊の咽頭通過
(藤本悦子:解剖生理学から見直す看護技術. pp120-121, 学研メディカル秀潤社, 2012. を参考に作成)

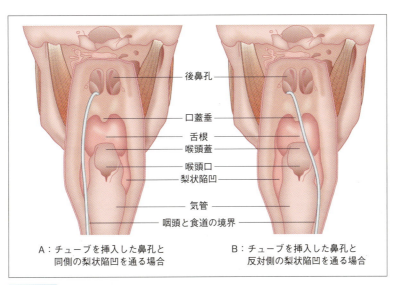

A:チューブを挿入した鼻孔と同側の梨状陥凹を通る場合
B:チューブを挿入した鼻孔と反対側の梨状陥凹を通る場合

図 3-15 梨状陥凹を通る経鼻栄養チューブ

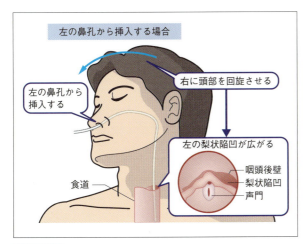

図 3-16 経鼻栄養チューブ挿入時の頸部回旋法
(医療情報科学研究所編:看護技術がみえる vol.2 臨床看護技術. メディックメディア, 2013. を参考に作成)

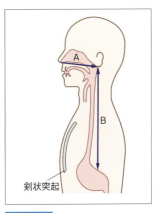

図 3-17 経鼻栄養チューブの長さの目安

2 栄養剤の注入

1）注入前の確認

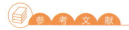
▶チューブ先端が胃内にあるか確認

　チューブは細くて柔軟性を持っているので，口腔や咽頭でねじれたり，気管内に挿入されたりすることがあり，そのまま栄養剤を注入してしまうと肺に誤注入することになり，非常に危険です．したがって，チューブが確実に**胃内に挿入されていること**を確認してから栄養剤の注入を開始します．

　確認方法は，まずシリンジで胃内容物を吸引し，胃液が吸引されるかどうかを確認します．強く吸引しすぎると胃粘膜を傷つけることがあるので，注意が必要です．また，より確実な確認方法として，吸引された胃の内容物の pH が 5.5 以下であることを確認することが推奨されています．さらに，シリンジで 5〜10 mL 程度の空気をチューブから注入します．このときに，心窩部（この真下に胃があります！）に聴診器を当てて，シリンジから送られる気泡音を確認します．このように，必ず複数の方法でチューブが胃内にあることを確認することが重要です．

参考文献

- 三木明徳：実習にも役立つ人体の構造と体表解剖，金芳堂，2016．
- 尾野敏明監修：臨地実習・看護師国試でよく問われる！看護技術の"根拠"のポイント．学研メディカル秀潤社，2017．
- 寺見雅子編著：できることから始める摂食・嚥下リハビリテーション実践ガイド．学研メディカル秀潤社，2012．
- 山本直美，久米弥寿子，伊藤朗子他：食事は・排泄を中心とした技術と診療に伴う援助．医歯薬出版，2014．
- 向井美恵，鎌倉やよい編集：摂食・嚥下障害ベストナーシング．学研メディカル秀潤社，2010．
- 舘村卓：臨床の口腔生理学に基づく摂食・嚥下障害のキュアとケア．医歯薬出版，2009．
- 藤本悦子：解剖生理学から見直す看護技術．学研メディカル秀潤社，2012．
- 医療情報学研究所編：看護技術がみえる Vol.2　臨床看護技術．メディックメディア，2013．
- 大岡良枝編集，大谷真千子：NEW なぜ？がわかる看護技術 Lesson．学研メディカル秀潤社，2006．
- 竹尾恵子監修：看護技術プラクティス．学研メディカル秀潤社，2015．
- 尾野敏明：看護技術・ケアの疑問解決 Q&A．学研メディカル秀潤社，2012．
- 医薬品医療機器総合機構：PMDA 医療安全情報 No.42「経鼻栄養チューブ取扱い時の 注意について」．2014．https://www.pmda.go.jp/files/000144631.pdf
- 鎌倉やよい編著：嚥下障害 Nursing．医学書院，2000．
- 藤島一郎，藤谷順子編：嚥下リハビリテーションと口腔ケア．メヂカルフレンド社，2001．
- 田中靖代編：看護・介護のための摂食・嚥下リハビリ．日本看護協会出版会，2001．

自分の体で確認してみよう！

1 嚥下時の喉頭隆起(甲状軟骨)の動きを確認しよう！

確認方法

頸部前面の正中部に指を三本ほど並べて，まずは喉頭隆起（甲状軟骨）を確認しましょう．男性では前方に突出しているので，すぐにわかります．喉頭隆起に指をあてたまま，唾液を飲み込んでみましょう．喉頭隆起が上下に動くことがわかります．

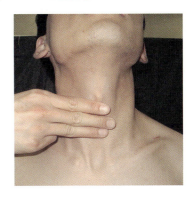

2 頸部伸展位と屈曲位における嚥下のしやすさを比較しよう！

確認方法

頭部を後屈（頸部伸展位）させて唾液を飲み込んでみましょう．また，頭部を前屈（頸部屈曲位）させて唾液を飲み込んでみましょう．頸部を屈曲しすぎても，伸展しすぎても嚥下しにくいことがわかりますか？　頸部はまっすぐか，ほんの少し屈曲したときが，一番嚥下しやすいですね．

第4章

排便・排尿を支える技術

Ⅰ 腹部の観察

　腹部にある臓器としては，胃や小腸，大腸などの消化管をイメージするのではないかと思いますが，肝臓，胆嚢，膵臓など消化酵素の分泌や物質代謝を担う臓器，排尿に関係する腎臓や膀胱もあります．さらに男性には前立腺や精嚢，女性には子宮や卵巣などの生殖器もあります．腹腔や骨盤腔，腹膜後隙には，これらの臓器や血管などが非常に複雑に，とてもうまく収納されているのです．ここでは，外からは見えない腹部臓器の位置関係を立体的に理解し，腹部の観察の根拠を解剖学的に理解しましょう．

 学習目標

- ☑ 腹部内臓器の解剖学的位置関係を理解する．
- ☑ 腹部の観察に必要な根拠と観察方法を理解する．

1 腹部臓器の位置関係

▶ 腹部臓器の位置関係を立体的に理解する！

　腹部には胃，肝臓，脾臓，腸管，腎臓など内臓があり，複雑ではありますが，とてもうまく収納されています．まずは骨性指標を手掛かりにして臓器の一般的な位置や大きさ，形を理解し，立体的に臓器の位置関係をイメージできることが大切です．

1）腹部の基準線と区分

　腹部は，**左右の副中線**という2本の垂線と，**胸骨剣状突起線，肋骨下線，棘間線**という3本の水平線によって9つに区分されます（P12）．基準線で分けた区分は，上胃部（心窩部），臍部，恥骨部（下腹部），左・右下肋部（季肋部），左・右側腹部，左・右鼡径部（腸骨部）とよばれています．

　背側の基準線の中で臨床上重要な基準線は，左右の腸骨稜の最高点を結ぶ**腸骨稜頂線（ヤコビー線：Jacoby's line）**で，これは第4腰椎の棘突起の高さにあたります．

2）腹部の立体的な位置関係

　腹膜腔，骨盤腔，腹膜後隙はいずれも奥行きのある空間です．まずは前面から腹部をみてみましょう．腹膜腔は腹膜に覆われています．腹膜の下に大網があり（図4-1─A），大網を上方に向けて反転すると，上胃部（心窩部）に**胃**があります．さらに腹部の大部分は長さ5 mほどもある**小腸（回腸・空腸）**で埋められており，その周囲四方を太い消化管である**大腸（上行・横行・下行結腸）**が取り囲んでいます（図4-1─B）．腹部消化管の大部分は腸間膜を持っているために，腹膜腔内である程度自由に動くことができますが，十二指腸や上行結腸，下行結腸は発生の途中で腸間膜を失ったために，後腹壁や側腹壁に固定されています．

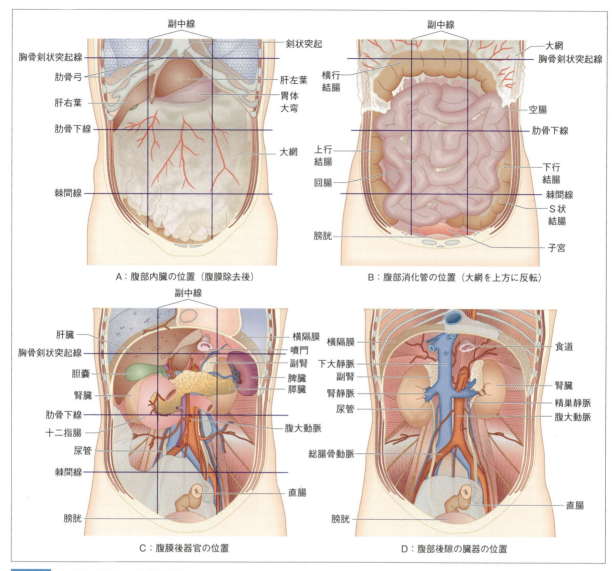

図 4-1 腹部内臓器の位置関係

　右の肋骨弓に隠れるように**肝臓**と**胆嚢**があり，左の肋骨弓の奥には**脾臓**があります（図4-1—C）．腹腔の後壁も腹膜で覆われていますが，その腹膜よりも後ろの間隙を**腹膜後隙**といいます．腹膜後隙にあって，前面だけが腹膜に覆われている臓器を**腹膜後器官**といい，**十二指腸，上行結腸，下行結腸，膵臓**などがこれにあたります（図4-1—C）．さらに腹膜後隙には**腎臓**や**副腎**などがあります（図4-1—D）．そして，**腹膜腔の下端部**で，骨盤に囲まれている部分を**骨盤腔**といい，体表区分からみると恥骨部・鼡径部の深部に相当します．骨盤腔の前部を占めるのは**膀胱**です．骨盤後壁の正中部には，S状結腸から続く**直腸**が下向きに走り，肛門に至ります．

　骨盤腔内臓器は男女で違いがあります．男性の場合，膀胱のすぐ下に**前立腺**があり，その中を尿道が通ります（図4-2）．女性では，膀胱と直腸の間に**子宮**があり，子宮から左右に卵管が伸びて，その先端に**卵巣**があります（図4-3）．このように，腹部では多くの臓器が前後方向（腹背方向）に重なりあって存在し，1つの臓器が複数の区分にまたがって存在していることもわかります．このような位置関係を理解しておくことで，患者が訴える痛みや苦痛の原因となる臓器を推測したり，患者が訴える症状に対して必要な観察ができるのです．しかし，それぞれの臓器の位置には個人差があるので，その点を考慮して慎重に観察することも必要です．

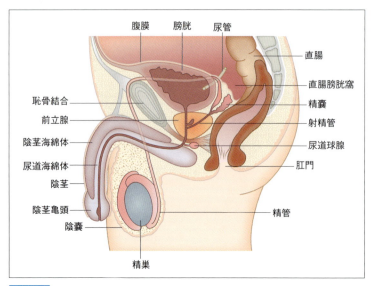

図4-2　男性の骨盤内臓器の位置関係（矢状断）

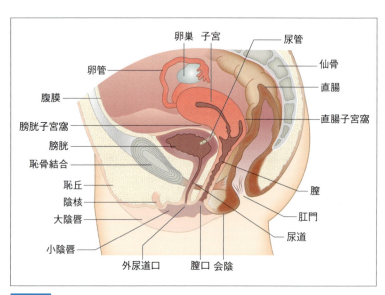

図4-3　女性の骨盤内臓器の位置関係（矢状断）

開腹術後カテーテルの留置場所
―胃や肝臓の後ろにも網嚢という腹膜腔がある―

　解剖学の実習見学で，ご遺体から取り出された肝臓や胃を手にとって観察してみよう．肝臓や胃の表面は前面も後面も滑らかで，光沢を持っている．これは肝臓や胃の大部分が腹膜に覆われており，肝臓や胃の後ろ側にも腹膜で囲まれた腔所，すなわち腹膜腔があることを示している．この閉じ込められた腹膜腔を網嚢，そしてその入り口を網嚢孔（ウィンスロー孔）という．腹部の手術後には，ウィンスロー孔から網嚢にカテーテルを挿入して留置する．この網嚢という，肝臓や胃の後ろにある腹膜腔は一体どうやってできたのか？これを理解するためには，どうしても発生学のお世話にならなければならない．

　発生の初期，ヒトの身体は**外胚葉**と**内胚葉**という二枚重ねのシート（胚盤）であったが，その間に**中胚葉**が形成されると三枚重ねの**胚盤**になる．つまり，私達の身体はギョーザの皮を三枚重ねたような胚盤から作られる．やがてその中央部が，てるてる坊主の頭のように羊膜腔に中に盛り上がってきて，私たちの身体になる．

　このうち，**内胚葉**は胚盤の腹方に伸びて卵黄嚢を囲む．胚盤の巻き込みに伴って，卵黄嚢の天井部が体内に取り込まれて**原始腸管**を作る（　図 4-4 ―A, B）．

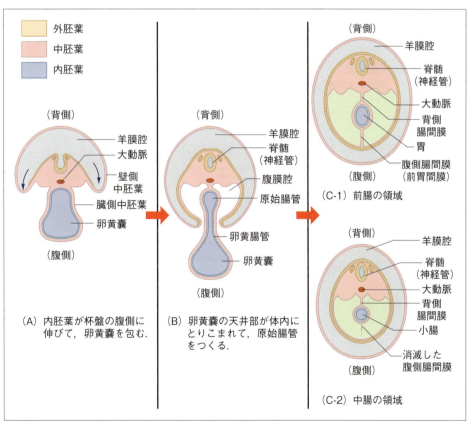

図 4-4　原始腸管の形成過程
胎生 3〜5 週頃：横断面

原始腸管のうち，卵黄腸管を介して**卵黄嚢に開いている部分を中腸**，それよりも**口側を前腸**，**肛側を後腸**という（ 図4-5 ）．この過程を横断面でみると，原始腸管は腹側腸間膜で前腹壁，背側腸間膜で後腹壁に固定されるが，中腸の領域では腹側腸間膜が消失して，左右の腹膜腔がつながって1つになる．一方，前腸の領域では腹側腸間膜も前胃間膜となって残るので，腹膜腔は左右に分かれたままである（ 図4-4 ─C-2）．

　消化管の発生は成長に伴って長くなると曲がりくねったり，様々な方向に回転したりしてとても複雑である．皆さんの頭も読み進んでいくにつれて「こんがらがったり，回転がストップしたりしている」と思うが，ここが正念場，もう少し付き合って欲しい．

　前腸と中腸の境界部（十二指腸の中央部）から出芽した肝臓の原基（肝芽）は前胃間膜の中を上方に向かって伸びて行き（ 図4-6 ─A, B），**前胃間膜を前肝間膜と肝胃間膜に分断する**（ 図4-7 ─A）．後に前肝間膜は肝臓を前腹壁に固定する**肝鎌状間膜**に，肝胃間膜

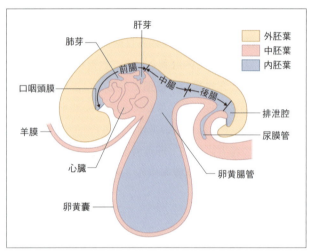

図4-5　原始腸管（前腸・中腸・後腸）の形成
胎生3〜5週頃：縦断面

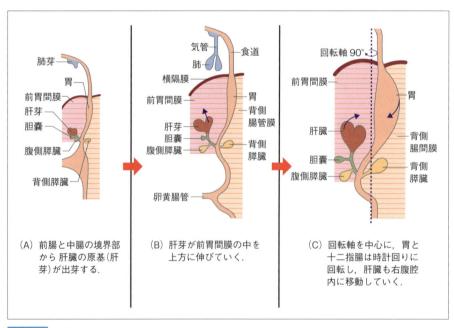

図4-6　肝臓の発生と胃の回転
胎生4〜6週頃：縦断面

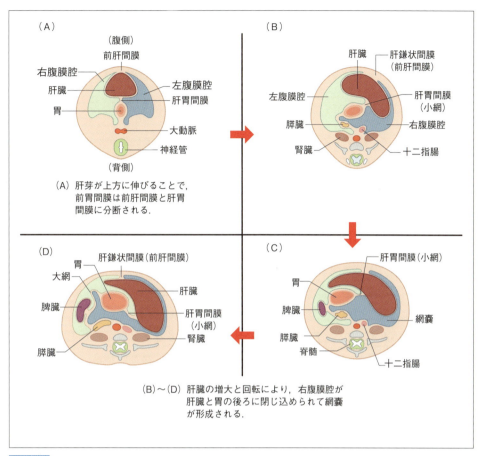

図4-7 肝臓と胃の回転と網嚢の形成過程
胎生6週から完成まで：横断面

は肝十二指腸間膜とともに**小網**になる（図4-7―B）．この間に，胃と十二指腸が上から見ると時計回りに回転するので，これに伴って増大を続ける肝臓も次第に右に移動し，右の腹膜腔は肝臓や胃の後ろに閉じ込められてしまう（図4-6―C，図4-7―B，C，D）．これが**網嚢**である．肝臓や胃の前にある左の腹膜腔はそのまま中腸領域の腹膜腔と連続するが，網嚢は**ウィンスロー孔（網嚢孔）**（図4-8）という狭い通路だけを介して中腸領域の腹膜腔とつながるようにな

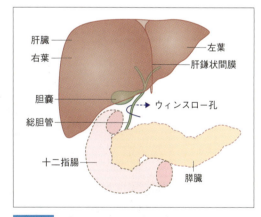

図4-8 ウィンスロー孔の確認

る．解剖学実習の見学で，ウィンスロー孔や網嚢が確認できるのは，肝臓や胃をご遺体から取り出す前だけで，しかも，直接見ることはできない．肝臓の下面に付着する胆嚢を見つけ，胆嚢から十二指腸に向かって伸びる総胆管を手掛かりにして小網を確認する．そして胆嚢の直下で，小網の奥に人差し指を当て，左に向かって挿入すると，指がやっと入るくらいの孔がある．これがウィンスロー孔である．そして注意深くさらに指を差し込んで，胃の裏側を触ることができたら，そこが網嚢である．

ダグラス窩（直腸子宮窩）の臨床的意義

　骨盤腔内にあって，臨床上で非常に重要な"くぼみ"を知っていますか．子宮をもつ女性にのみ存在しています．子宮と直腸の間でダグラス窩（直腸子宮窩）とよばれています．男性のプロースト窩（直腸膀胱窩）に相当し，臨床では，男性の場合も，プロースト窩をダグラス窩として説明されることがあります．このダグラス窩は，立位でも背臥位でも腹膜腔の最下部，最深部に位置していますので腹腔内の液体が最も貯留しやすい位置です（図4-9）．

　臨床では，腹部（主に下部消化管や，骨盤腔内臓器）手術をした際に滲出液や血液を排出させるドレーンの留置や，腹水の細胞の情報を知るために穿刺（ダグラス窩穿刺）することがあります．女性の場合，穿刺は膣を経由すると簡単に到達できるため，臨床上重要な意味を持っています．また，肛門からダグラス窩を触診することも可能です．

　矢状断（p72 図4-2, 図4-3）を見るとわかるように，女性の場合，子宮と直腸が，男性の場合は，膀胱・前立腺と直腸が接しています．そのため，直腸診では，男性の場合は直腸の内面の触診だけでなく，前立腺の触診も可能です．女性の場合は，直腸から子宮や膣の状態を把握する場合もあります．このように解剖学的な位置関係を知っていることで，臨床での検査や治療の目的や，検査時のリスク等を理解し，日々の看護ケアにつなげていくことができます．

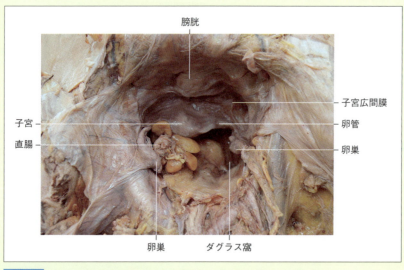

図4-9　女性の骨盤内臓器

2 腹部の観察

▶臓器の位置関係をイメージしながら観る！

1）腹部の観察の順序

腹部の観察では、臓器の複雑な位置関係を頭の中に描きながら進めていくことが必要です．また、腹壁が緊張していると正確に観察できない場合がありますので、腹部の緊張を緩めるような配慮が必要です．腹部を観察する順番は、**視診→聴診→打診→触診**です．なぜなら、聴診の前に触診や打診をすると、**腸が刺激され腸蠕動の頻度が変わる可能性があり**、正確な判断ができないからです．

2）腹部の観察方法

最初に**視診**では腹壁表面の**発赤**や**手術の痕**，**膨隆**や**拍動**などの有無を調べます．**腹部全体の輪郭**を視ておくことも大切です．腹部全体の膨らみ（腹部膨満）は腹水やガス，便などの貯留，妊娠などによりますが，恥骨上縁の膨らみには，膀胱に尿がたまって緊満している場合や子宮の病変によるものもあります．このように臓器の位置をイメージしながら視ることが大事です．腹部の視診から，聴診，打診，触診で「何をどうみるか」を判断します．

聴診では，腸蠕動音や腹部の血管音を聴診します．**腸蠕動音**は液状物やガスが腸管内を通過するときに発せられる音で，正常では5～15秒ごとに聴取されます．腸蠕動音は腹部全体に音が伝わるので，基本的には腹部の**どこか1カ所**に聴診器の膜面をあてるだけで十分です．

打診は，日常的に行うことは少ないのですが，打診音の違いで腹水の有無を確認する際に行われます．また，背部の**叩打診**は腎臓や尿路の炎症，結石による疼痛の有無を知るために行います．腎臓の叩打診は座位あるいは側臥位で背面から行います（図4-10）．肋骨脊柱角（CVA：costovertebral angle）は第12肋骨と脊椎（腰椎）に挟まれた部分で，この領域に腎臓がありますので（序章P13参照），CVAと腎臓の位置関係を確認して行いましょう．

触診には，浅い触診と深い触診があります．腹壁が緊張していると触診できませんので，リラックスした状態で，腹壁の力を抜いてもらった状態で行う必要があります．触診によって腫瘤の有無や，圧痛，便の有無が確認できます．腹部を押さえたときに，痛みを訴える特定の箇所を圧痛点とよびます．代表的な

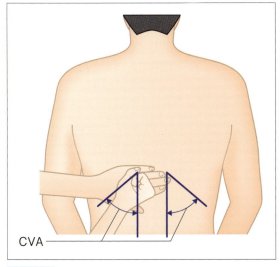

図4-10　背部の叩打診（腎臓とCVAの位置関係）

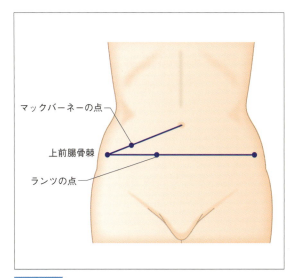

図4-11　マックバーネーの点とランツの点

ものは，虫垂炎の圧痛点であるマックバーネー（McBurney）の点やランツ（Lanz）の点（図4-11）です．マックバーネーの点は，臍と右の上前腸骨棘を結ぶ線の外1/3の点で，虫垂の基部に相当しています．またランツの点は，左右の上前腸骨棘を結ぶ線の右1/3の点で，虫垂の先端に相当しています．腹膜に炎症が及ぶと**腹膜刺激症状**として，触診時に自分の意思で腹筋に力を入れて防御する**筋性防御**（guarding），触診の手を離したときに腹膜が揺れるために誘発される**反跳痛**（Blumberg sign）が生じます．これは，腹部症状の中でも緊急性の高い，生命に危険のある徴候として理解しておきましょう．

痛みの不思議！
原因の手掛かりになる『関連痛』を理解しよう！

　腹痛は腹部の訴えの中で最も重要な症状です．腹痛の原因を探るために，腹部臓器の位置関係を理解しておくことは非常に重要です．ところが，時に痛みの部位とその原因が一致していないことがあります．この痛みを「関連痛」といいます．関連痛とは内臓痛の刺激が脊髄後根内で隣接する脊髄神経の知覚線維に伝わり，同じ脊髄レベルの皮節（皮膚分節）に痛みが生じることです．疾患によって，出現する疼痛部位や痛みに特徴があり，腹痛の原因を探る有力な手掛かりになります．

　例えば，胆嚢は肝臓の下にあり，腹部の区分では右下肋部（季肋部）にあるので，当然胆嚢結石による痛みは主に右下肋部（季肋部）に生じます．しかし，患者によっては右肩甲骨や右肩，あるいは背中の痛みとして訴えることがあります．このように，病気の原因となる臓器の部位とは違う場所に疼痛が出現することになります．原因を知る手掛かりになりますので，臓器別に「関連痛」が起こる場所も知っておきましょう（図4-12）．

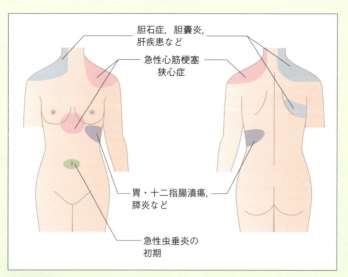

図4-12　関連痛の出現部位の例
（宇佐美　眞，白坂大輔編：消化器内科ケア．p54，照林社，2010．を参考に作成）

II 排泄の援助

　皆さんは，トイレで排泄するときの姿勢を意識しているでしょうか？　思い返してみると，多くの人は便座に座って，少し前傾姿勢をとっているのではないでしょうか？　幼児期に排泄習慣を獲得して以降，人は排泄しやすい姿勢を無意識にとっています．この姿勢は，人の排泄に関わる器官の解剖学的な位置と深く関係しています．まずこのことを理解して，排泄の援助について考えてみましょう．

学習目標

- ☑ 排尿・排便に関連する人体の構造を理解する．
- ☑ 排泄しやすい姿勢や体位の解剖学的根拠を理解する．
- ☑ 床上排泄の体位とその援助について考えることができる．

1 排泄しやすい体位

▶ 排泄しやすい体位は座位で前傾姿勢！

1）直腸・肛門・骨盤底筋の構造と排便の関係

　食物消化の過程で栄養や水分が吸収されたあとの老廃物（便）は，固形化しながらS状結腸に貯められます．これが蠕動運動によって直腸に移動し，直腸壁が伸展され，直腸内圧が40〜50 mmHgになると排便反射がおこります．排便反射により**便意**がおこり排便に至ります．このとき，**不随意筋**である**内肛門括約筋**は弛緩して排便の準備を整えますが，適切な場所（トイレ）での排便が行われる前に，便がもれるのを避けるために，脳は随意筋である**外肛門括約筋**や**肛門挙筋**，**浅会陰横筋**などの骨盤底筋の収縮や弛緩をコントロールします（図4-13）．

　図4-14のように肛門挙筋の一部である恥骨直腸筋は肛門管と直腸膨大部の移行部で直腸を背面から輪状にとりまいて，直腸を恥骨の方に引き上げています．そのために直腸膨大部に会陰曲（直腸肛門角）という弯曲が形成されています．立位では，恥骨直腸筋の緊張により直腸が前上方に引き上げられるので，直腸肛門角は約90°となり，排便を物理的に制御していますが，座位になると約120°と，この角度が広がるため，**直腸と肛門管が直線に近くなり排便しやすくなります**．さらに**前傾姿勢**をとると，直腸肛門角はさらに鈍角となり排便しやすくなります（図4-15）．

　また立位のとき，肛門は殿部の膨らみに挟まれているため，立位で排便すると肛門周囲の殿部や大腿部などに便が

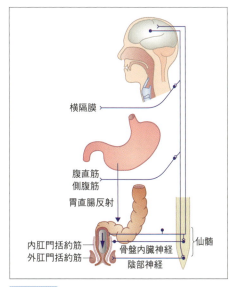

図4-13　排便のメカニズム

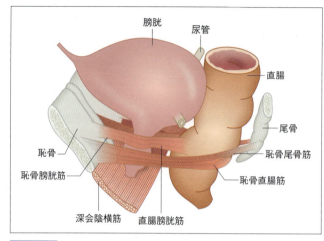

図 4-14 恥骨直腸筋の位置

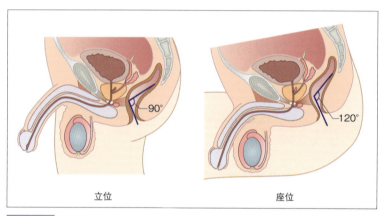

図 4-15 立位と座位での直腸肛門角の違い

付着し，汚染されてしまいますが，座位では肛門部が露出され，排泄物で汚染されることは少ないでしょう．このように，排便のしやすさ，汚染の可能性の低さから，排泄時の体位は座位が望ましいのです．

2）膀胱・尿道の構造と排尿の関係

　膀胱は，尿が貯留していないときは，膨らむ前の風船のように収縮していますが，尿が貯留してくるにつれて膨張し，貯留した尿量が 200 mL くらいになると，膀胱内圧が上昇して膀胱壁が刺激され，尿意（圧迫感）を感じます．このとき，不随意筋である内尿道口を取りまく**膀胱括約筋**は**弛緩**しますが，適切な場所で排尿の準備が整う前に尿がもれないように，脳からの指令で**随意筋**である**尿道括約筋**が収縮して排尿を抑制します．排尿の準備が整うと**尿道括約筋**を**弛緩**させ，膀胱括約筋以外の，膀胱壁を作る排尿筋を収縮させるとともに，横隔膜や，腹直筋，側腹筋群などの腹筋を収縮させて**腹圧を高めて**，排尿します（図 4-16）．

　図 4-17 の膀胱と尿道の位置関係を見てください．尿道は膀胱内の内尿道口から始まります．座位，立位では，内尿道口は膀胱の下端に位置するため，膀胱内に貯留した尿は完全に排出されます．しかし，仰臥位では内尿道口は膀胱最下部より高位置になるため残尿が生じやすくなります．残尿が続くと膀胱炎や腎盂腎炎を引き起こすので，座位や立位での排尿が望ましいのです．

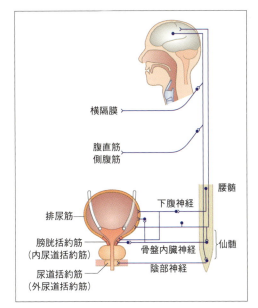

図 4-16　排尿のメカニズム

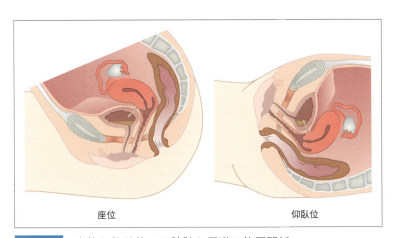

図 4-17　座位と仰臥位での膀胱と尿道の位置関係

2 排泄介助

1）床上での援助

▶床上排泄では，ヘッドアップ　膝立て！

　自力で座位を保持することができない患者はベッド上での排泄を余儀なくされます．排尿は膀胱の排尿筋の収縮と横隔膜や腹筋群による腹圧によって行われますが，仰臥位では尿道が上向きになるので，完全に排尿するためにはより強い排尿筋の収縮と腹圧が必要になります．しかし排尿筋や腹圧が弱くなると，特に内尿道口よりも下の部分に溜まった尿は残尿となって残ってしまいます（図4-17）．

　図4-18のように排便の場合も，仰臥位では直腸と肛門管の位置関係から，直腸肛門角までは重力に反して便を押し上げなければならないので，座位よりも排便が困難になります．

　便意を感じたときには努責による腹圧も便の排出に重要な役割を担うので，腹圧が排便に有効に使われるかどうかもポイントとなります．仰臥位では，努責によって生じる腹圧が腹壁の方向にかかり，直腸や肛門管にはあまりかかりません．また，仰臥位では腹筋群が伸張しているために収縮効率が悪く，座位に

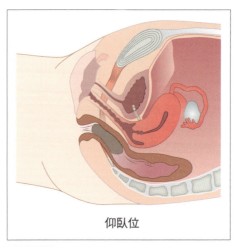

図4-18　仰臥位での直腸の位置

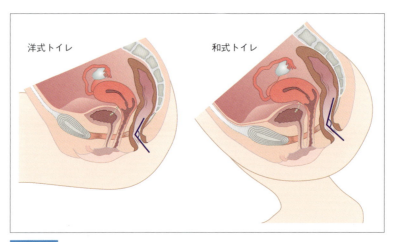

図4-19　洋式トイレと和式トイレのときの直腸肛門角の違い

比べて腹圧が弱くなります．これらのことから腹圧を効果的に利用するためには，座位の方が尿や便の排泄に有利であることがわかります．したがって，仰臥位のときには，膝を直角に曲げ，足底を床に着けていきみやすくすることや，ヘッドアップしてファーラー位にするなど，**可能な限り座位に近い姿勢**，膀胱や尿道，直腸，肛門の位置を排泄しやすい体位に整えることが大切です．

　排尿で尿器を利用するときは，女性と男性で援助方法が異なります．排泄器の形態も異なるので，女性には排便と同様の援助が必要です．しかし男性の場合は，男性用の尿器を利用すれば，側臥位や腹臥位でも床上での排泄が可能になります．

2）トイレでの援助

▶洋式トイレでの排便は前傾姿勢！

　洋式トイレでの排泄は座位で行うので，これは前述したように排泄しやすい姿勢といえます．したがって，便器上で直腸肛門角がさらに鈍角になり，より排便がしやすい姿勢を整えるようにします．

　例えば図4-19のように和式トイレでの排泄姿勢（股関節を深く屈曲させ，体幹を前傾にさせる体位）では，直腸が前方に倒れこむので直腸と恥骨が近接し，直腸肛門角が座位よりもさらに直線的になり，排便には望ましい姿勢です[1),2)]．しかし和式トイレでの排泄では，体重を足底で支えながら努責をかける

必要があり，下半身への負担が大きく，排泄に加えて下半身の疲労を伴います．そのため，洋式トイレでも，小さな踏み台に足を乗せるなどして大腿と腹部を近づける姿勢を整え，和式トイレのような排便姿勢を作る工夫をすることで，安楽かつ機能的な排便姿勢をとることができます．

骨盤底筋群を鍛えて尿失禁を改善・予防しよう！

　国際禁制学会では，尿失禁は尿が不随意に漏れる愁訴であると定義されています[3]．尿失禁は女性に多く，その理由として，①女性の尿道は短く直線的であること，②骨盤底筋群（膀胱や尿道を支える恥骨尿道靱帯，仙骨子宮靱帯などの靱帯，子宮など骨盤内の臓器を支える筋肉）が男性よりも弱いことなどが挙げられています．女性の尿失禁で多い腹圧性尿失禁は，加齢に伴って増加します．その原因としては次のことが考えられます．筋力の低下により骨盤底筋が緩み，閉経により女性ホルモン（エストロゲン）の濃度が低下します．尿道の粘膜や平滑筋にはエストロゲン受容体があり，エストロゲンが欠乏すると，粘膜下組織の肥厚性や柔軟性が低下し，萎縮や硬化などがおこります[4)5)]．腹圧性尿失禁の予防や改善を図るためには骨盤底筋群を鍛える運動が有効であるとされており，臨床現場でも患者への指導が行われています．骨盤底筋運動では，意識的に骨盤底筋を収縮・弛緩させて筋を増強させることにより，腹圧がかかったときに骨盤底筋を収縮させる強度を上げ，また収縮のタイミングを身体に理解させるようにします[6]．日常生活でも咳やくしゃみ，立ち上がり，物を持ち上げるときなどに，瞬時に骨盤底筋を収縮させることを意識的に行うことだけでも尿失禁の予防になります．このような訓練を継続的に行うことで，尿失禁の予防や改善が期待でき，尿漏れの不安から解放されて日常生活を送ることができるようになるので，患者のQOLは著しく向上することになります．

III 浣腸

直腸は名前の通りまっすぐであると思い込んでいませんか？　実は直腸は屈曲しているのです．私たちが診療の補助として行っている医療用の浣腸を実施する際に，直腸をまっすぐだと思い込んでカテーテルを入れると，カテーテルで腸壁を損傷したり，腸穿孔したりするなど重大な医療事故となります．また，浣腸の目的を理解し，効果的な浣腸を行う必要があります．ここでは浣腸を安全に行うために，そのときの体位と挿入方法を解剖学の知識を用いて考えてみましょう．

学習目標

☑ 浣腸実施時の望ましい体位と解剖学的根拠を理解する．
☑ 安全なカテーテル挿入法とその解剖学的根拠を理解する．

1 安全な体位

▶ 浣腸を行うときの体位は左側臥位！

1）左側臥位の必要性

便秘症の患者には，まず食事や生活習慣を整え，腹部のマッサージや腰背部・腹部の温罨法を用いて腸蠕動を促し，自然排便を促します．しかし，それでも効果が現れないときに，浣腸を行います．

浣腸の目的は結腸内から便を除去することです．浣腸液として使用されるグリセリン液には，①固くなった便に浸み込む浸透作用によって便を軟化させる，②貯留している便の表面を滑りやすくする（潤滑化），③腸内の水分を奪い，その刺激により腸蠕動が促進されるなどの効果が期待されます．結腸の位置や走行を左側方から見ると，肛門管から直腸膨大部に至り，そこから大きく弯曲しています（会陰曲：直腸肛門角）．その先は仙骨に沿って上行し，S状結腸に至ります．S状結腸は腸間膜によって後腹壁に吊り下げられているので可動性を持っており，腹壁の方へ向かってから左側の下行結腸につながっています（図4-20）．このような位置関係から，グリセリン液を直腸膨大部やS状結腸まで到達させるためには**左側臥位**が適しています．

2）立位での浣腸の危険性

立位での浣腸は左側臥位で実施するときのようにベッドも必要ではなく簡単に行えそうですが，直腸の位置や走行からみると大変危険な行為であることがわかります．肛門管から直腸への移行部は骨盤底筋群の1つである肛門挙筋の一部をなす**恥骨直腸筋**によってループ状に取りまかれています．立位では恥骨直腸筋は常に収縮しており，直腸を恥骨の方に引き寄せているので，直腸はここで約90°弯曲しています（会陰曲：直腸肛門角）（図4-21）．カテーテルを挿入して直腸まで突き進めると，棒状のカテーテルはこの弯曲部で直腸壁にあたり，直腸壁に損傷を与える可能性があります．グリセリン液が損傷部から血管内に移行すると，重度の溶血や血尿，腎不全などを引き起こす可能性があります．また挿入の角度によっ

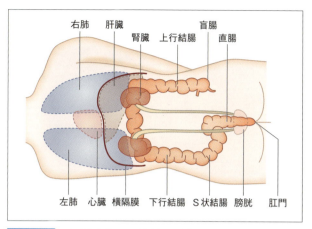

図4-20　左側臥位での腸管の走行

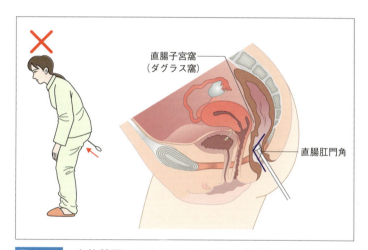

図4-21　立位前屈でのカテーテル挿入の危険性

ては，カテーテルの先端が直腸壁を突き破って穿孔を起こすことになりかねません．そしてその場所は男性であれば直腸膀胱窩，女性であれば直腸子宮窩（ダグラス窩）という腹膜腔になります．左側臥位でもその可能性はありますが，立位に比べて肛門部をしっかり確認できるため，立位より医療事故を起こす可能性は低くなります．

2 安全な挿入

▶カテーテルの挿入は5〜6cm

1）どこまで挿入するか

　浣腸の効果を発揮させるためには，グリセリン液を直腸膨大部あるいはS状結腸まで注入しなければなりません．したがって，必要な量のグリセリン液を結腸内に注入できる位置までカテーテルを挿入する必要があります（図4-22）．肛門管の長さは約4〜5cmです．肛門管でカテーテルの先端を止めてしまうと，浣腸液が肛門管にとどまってしまう可能性があります．その場合，内肛門括約筋が薬液注入の刺激によって弛緩し，薬液が排出されてしまいます．このようなことを避けるためには**肛門管を超えた，5cm以上の挿入**が必要で，カテーテルの先端を直腸膨大部まで挿入することが大事です．しかしカテーテルをそれ以上進めると，そこには**直腸会陰曲**があります．ここで直腸は大きく弯曲するので，柔軟性を

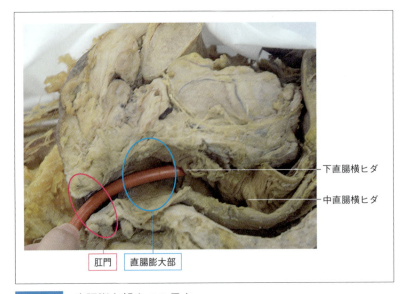

図 4-22 直腸膨大部までの長さ
この症例では，肛門から下直腸横ヒダまで 6.5 cm であった．

欠くカテーテルをそれ以上まっすぐ突き進めると直腸壁を損傷してしまう可能性がありとても危険です．

多くの文献によると，成人の直腸会陰曲は肛門の入り口から 8 cm 程度のところにあるといわれています．また直腸には直腸横ヒダという 3 本（上・中・下）の粘膜ヒダが内腔に向かって膨隆しています．したがって，直腸壁の損傷や穿孔を避けるために，カテーテル挿入の目安は**肛門の入口**から 5〜6 cm とされています．ただしこの長さは目安であり，**個人差**があることも知っておきましょう．したがって，肛門管を越えて直腸膨大部に到達したという手ごたえを確認しながら，慎重に挿入すること大事です．もしこのときに抵抗を感じたら，カテーテルの先端が直腸壁に当たっている可能性があります．これを無視して無理に挿入するのは，損傷リスクを高め危険な行為であることを十分理解しておきましょう．

Ⅳ 導尿

　導尿は排尿障害がある患者に行う治療援助です．ふつう膀胱内は無菌状態に保たれており，ここに貯留した尿を排出させるためにカテーテルを挿入しますので，カテーテルも清潔・無菌でなければなりません．膀胱は体内でできた老廃物を含む尿を一時的に貯めておき，一定量貯まると体外に排出するための器官で，移行上皮という特殊な粘膜上皮で内面が覆われています．しかしこの上皮は皮膚のように強い物理的刺激に耐えることができませんので，挿入されたカテーテルの先端が膀胱壁に当たると，粘膜の損傷や膀胱壁の穿孔が起こる可能性があるわけです．

　泌尿器系のうち，腎臓で作られた尿を体外へと運ぶ尿路は，発生学的にみて生殖器系と密接に関係しており，生殖器系と同様に男女間で大きく違います．ここではまず尿路系の構造を理解し，カテーテルを無理なく膀胱内に挿入する方法を解剖学の知識を使って考えてみましょう．

学習目標

- ☑ 男女の尿路系の構造と，無菌的に導尿カテーテルを挿入する手技を理解する．
- ☑ 男女間で導尿カテーテルの長さや方法に違いがあることを，解剖学的根拠に基づいて理解する．

1 導尿カテーテルの挿入

▶ **カテーテルの挿入長さは，女性で約 5 cm，男性で約 18 〜 20 cm**

1）女性の場合

　導尿を行うときは，カテーテルを挿入しやすい体位を選びます．女性の場合，外尿道口は股間にあるので，仰臥位で，膝を直角に曲げて開脚し，外性器を露出させます．外尿道口は陰裂を作るヒダのような小陰唇の内側で，陰核と膣口のほぼ真ん中にありますが，あまり目立たないので，わかりにくい場合があります．また膣口と間違える可能性もありますので，位置関係を確認しましょう（図4-23）．

　膀胱内に貯留した尿を，カテーテルを使って排出させる条件として，まずは確実にカテーテルの先端を膀胱内に挿入する必要があります．女性の尿道の長さは約 4 cm ですか

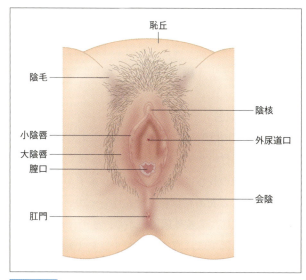

図 4-23 女性外陰部の位置関係

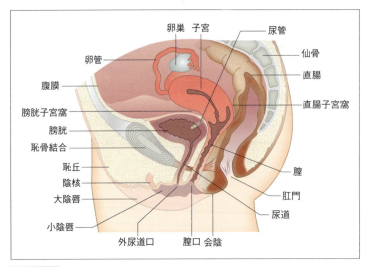

図 4-24　女性排泄器官（矢状断）

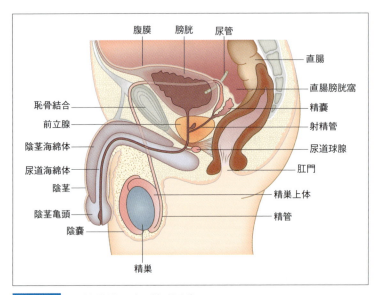

図 4-25　男性排泄器官（矢状断）

ら，膀胱に達するためには 4 cm 以上の挿入が必要で，5 cm ほど挿入すれば，確実に膀胱内に達するとされています．仰臥位の場合，尿道は外尿道口からやや下方（背方）に向かいますので，カテーテルもその方向に挿入します（図 4-24）．

2）男性の場合

　男性の尿道の陰茎部は，女性と違って十分に露出しているので，カテーテルの挿入は仰臥位で下肢を伸ばした状態で行います．ただし女性に比べて，尿道の経路が複雑です．

　男性の尿道の長さには個人差がありますが，約 16 〜 18 cm ですので，カテーテルの先端を膀胱内に確実に到達させるためには便宜的に 18 〜 20 cm 必要であるとされています．直視できる陰茎の部分では，陰茎亀頭の先端にある外尿道口から，尿道はほぼまっすぐに陰茎内を縦走しますが，前立腺の少し手前の尿道球腺開口部でほぼ直角に曲がります（図 4-25）．ですから，外尿道口から挿入したカテーテルをそのまままっすぐにどんどん進めると，屈曲部で尿道を損傷する可能性があります．それを避けるためには，尿道の屈曲角ができるだけ小さくなるように，陰茎の方向を変えながらカテーテルを挿入する必要が

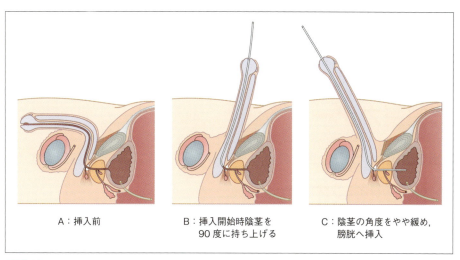

図4-26 男性の導尿方法

あります．

　仰臥位でカテーテルを外尿道口に挿入するときは，陰茎を手で持ちあげて垂直に立てますが，このとき，陰茎の末端が折れ曲がらないように保持します（図4-26—B）．そして挿入したカテーテルをそのままの方向に進めていくと，カテーテルが進みにくくなる部位にあたります．そこが尿道球腺開口部で，そこで尿道は屈曲しますので，無理にカテーテルを進めると尿道に損傷を与える可能性があります．ここで陰茎を30〜40度足の方向に倒すと，屈曲角が小さくなるので（図4-26—C），ゆっくりと慎重にカテーテルを進めると膀胱部分まで到達させることができます．

2 導尿の安全性・確実性

▶**膀胱内は無菌状態！カテーテルは無菌操作で挿入！**

1）無菌状態の維持

　尿は体外に排出されるまでは無菌です．それは泌尿器系が無菌状態であることを意味しています．無菌状態の器官内に細菌が侵入するということは感染につながります．細菌は唯一外界と通じている外尿道口から侵入します．導尿カテーテルも外尿道口から挿入しますので，そのカテーテルに細菌が付着していたら無菌状態の膀胱に細菌を侵入させることになります．したがって**厳密な無菌操作**を行いながらカテーテルを無菌状態で膀胱に到達させなければなりません．導尿の際には陰部洗浄などを行って陰部を清潔にし，女性の場合は小陰唇をしっかり開いたまま保持し，陰裂内を丁寧に消毒します．男性の場合には，包皮を剥いて亀頭を露出し，外尿道口を消毒します．

2）膀胱への到達の確認

　カテーテルをどのくらい挿入するかを決めるとき，解剖学的知識に加えて，個人差があることを念頭に置いて最終確認を行います．カテーテルを膀胱内に到達させなければ目的を達成できませんし，逆に挿入しすぎても，カテーテルの先端で膀胱壁を損傷する可能性があります．それではどのようにしたら，目では見えない膀胱への到達を確認できるのでしょうか？　カテーテルを挿入し，尿道を通過して膀胱にカテーテルの先端が進入すると，尿がカテーテルから排出されます．つまり，**尿の流出の有無**で膀胱への到達を確認することができます．しかし先端部だけでは，カテーテルが抜けて尿道に逆戻りしてしまうこともあ

ります．尿の排出が確認できたら，さらに 2 cm 程カテーテルを挿入して，確実に膀胱内に留まるようにします．そのとき，抜けないようにしっかりと把持しなければなりませんが，カテーテルの内腔をつぶして，尿の流出を妨げないようにすることが大事です．

3 膀胱留置カテーテル法

▶尿の流出を確認し，十分な長さのカテーテルを膀胱内に入れてから固定する！

1）バルーンの固定のタイミング

　導尿には一定期間カテーテルを膀胱内に留置して，尿の排出を助ける膀胱留置カテーテル法があります．カテーテルは蓄尿袋につながっており，その中に排出した尿が持続的に貯められます．一定期間留置するため，膀胱内でバルーンを膨らませて抜け落ちないようにしています．

　膀胱留置カテーテルでも，カテーテルの挿入方法は上述した方法と同じです．ただし，留置カテーテルは膀胱内でバルーンを膨らませなければなりません．このバルーンを膀胱内ではなく，その手前の尿道で膨らませてしまい，尿道損傷を起こしたという事故が報告されています．男性の場合，尿道は膀胱の下端にある内尿道口から始まり，陰茎亀頭の先端に開く外尿道口で終わります．解剖学では前立腺内を貫通する前立腺部，尿生殖隔膜において尿道括約筋に取りまかれる膜様部，陰茎の尿道海綿体の中を縦走する海綿体部に分けられますが，臨床の場では，海綿体部はさらに球部という陰茎根の部分と振り子部とよばれる陰茎体の部分にわけられます．膜様部尿道でカテーテルを強引に挿入すると，その手前の球部尿道が若干拡張しているため，カテーテルが 180°折れ曲がって先端が反転し，あたかも膀胱内に挿入されたように感じることがあるといわれています[7]．また，バルーンが前立腺部尿道にあれば，カテーテルの先端部だけが膀胱内に達していることもあり，尿の流出が確認されるものの，バルーンが膀胱内にあるという証とは言い難い場合もあります[8]．そのため，カテーテルを挿入して，バルーンを膨らませる前に，**尿の流出が確実に確認されていること**，尿の流出を確認してから，**さらに数 cm はカテーテルを挿入し**，確実にバルーン全体が膀胱内にあることを確認してから，蒸留水を注入してバルーンを膨らませることが重要です．また，**挿入中に抵抗がある場合は，無理に挿入しない**ことも大切です．なお，排尿直後にカテーテルを挿入すると，尿が流出しないこともあります．その場合には，**挿入後時間を置いて，尿の流出を確認してから**バルーンを膨らませるなどの工夫や配慮が必要です．

2）体表でのカテーテルの固定方法

　カテーテルが引っ張られて尿道が損傷されるのを避けるために，**少しゆとりを持たせて**カテーテルを固定します．体表での固定方法も男性と女性では異なりますが，基本は**尿道の方向に合わせる**ということです．

　女性では，斜め下に向けて大腿に固定します．男性では，陰茎は通常下垂しているので女性と同じように大腿に固定すると思われがちですが，陰茎は上向きに付いており，下向きに固定すると陰茎が折れ曲がった状態になり，屈曲部分でカテーテルが尿道周辺の組織を圧迫する可能性があります．安静臥床の患者で，留置カテーテルが比較的長い期間挿入されている場合は，留置カテーテルによる圧迫が生じないよう，陰茎の方向や固定方法に留意する必要があります（図 4-27）．

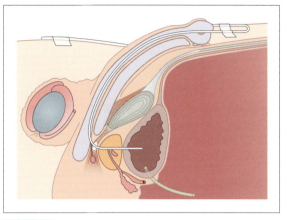

図 4-27 男性の仰臥位でのカテーテルの固定方法

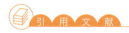

1）ジュリア エンダース著，岡本 朋子訳：おしゃべりな腸．サンマーク出版，pp251-300，2015．
2）Sakakibara, Tsunoyama, Hosoi, Takahashi et al：Influence of Body Position on Defecation in Humans. LOWER URINARY TRACT SYMPTOMS, 2(1)：16-21, 2010.
3）本間之夫，西沢 理・他：下部尿路機能に関する用語基準：国際禁制学会標準化部会報告．日本排尿機能学会誌．14(2)：278-289，2003．
4）T. Rud：Urethral pressure profile in continent women from childhood to old age. Acta Obstet Gynecol Scand, 59(4)：331-335, 1980.
5）茶木修：尿失禁・過活動膀胱．産科と婦人科，79(4)：429-434，2012．
6）山西友典，加賀勘家：骨盤底筋を訓練する．泌尿器ケア，20(11)：1181-1187，2015．
7）日本医療機能評価機構：医療事故情報収集等事業第 31 回報告書．pp126-133，2012．
　http://www.med-safe.jp/pdf/report_31.pdf
8）丸茂 健：膀胱バルーン・カテーテル留置後の敗血症．日本医師会雑誌，138 (9)：1800-1801，2009．

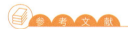

・宇佐美 眞，白坂大輔編：消化器内科ケア．照林社，2010．
・藤本悦子編著：解剖生理学から見直す看護技術．学研メディカル秀潤社，2013．
・医薬品医療機器総合機構：PMDA 医療安全情報 No.34「グリセリン浣腸の取扱い時の注意について」．2012．
　https://www.pmda.go.jp/files/000143821.pdf
・日本医療機能評価機構：医療事故情報収集等事業第 19 回報告書．2009．
　http://www.med-safe.jp/pdf/report_19.pdf
・日本医療機能評価機構：医療安全情報 No.80「膀胱留置カテーテルによる尿道損傷」．2013．
　http://www.med-safe.jp/pdf/med-safe_80.pdf
・日本褥瘡学会：ベストプラクティス医療関連機器圧迫創傷の予防と管理．日本褥瘡学会，2016．
　http://jspu.org/jpn/info/pdf/bestpractice.pdf

自分の体で確認してみよう！

1 体位の違いが排泄にどのように影響を与えるか考えてみよう！

確認方法

　洋式トイレに座って，体幹が前傾したとき（前かがみの姿勢）と，後傾したとき（トイレの背もたれにもたれるような姿勢）では，肛門あたりへの腹圧のかかり方はどう違うでしょうか？
　どちらの姿勢が排泄しやすいでしょうか？
　可能であれば和式トイレと洋式トイレでの違いも確認してみよう．

第5章

安楽な姿勢・歩行を支える援助技術

I 姿勢の保持

　ベッド上で横たわる，体を起こして座る，立つなど，私たちの日常生活は様々な姿勢の保持や身体活動によって成り立っています．日常生活の中で，私たちがその時々にどのような姿勢になっているのかを考える機会は少ないかもしれません．なぜなら，私たちは無意識に自然と，自分にとって最も適した姿勢を選択し，調整しているからです．しかし，疾病や障害によってこれができなくなった患者には，安全でかつ安定した姿勢がとれるような援助が必要になります．ここでは，安楽で安定した姿勢とはどういうものかを学び，援助するときのポイントを理解しましょう．

学習目標

☑ 安定した姿勢と，その維持に必要な身体構造を理解する．
☑ 安全で安楽な姿勢を保持するために必要な援助の根拠を理解する．

1 姿勢の維持

1）ヒトの骨格と姿勢

　立位や座位，臥位などの基本的な体位や姿勢を維持したり，体位変換したりするとき，四肢も大きな働きを担いますが，頭，胸，腹からなる体幹が中心的役割を果たしています．四足動物では脊柱が全体として上向きのアーチを描いているのに対して，ヒトの脊柱は**頸部前弯，胸部後弯，腰部前弯，仙骨部後弯**によって，全体として緩やかなS字状を描いています．これを**生理的弯曲**といい（図5-1），頭部から足方向にかかる重力を上手く分散させることによって脊柱に安定性をもたらしています．したがってどのような体位であっても，脊柱の**生理的弯曲をできるだけ保ちつつ**，全身の筋や内臓に余計な負担をかけず安楽な状態がよい姿勢といえます．

2）姿勢の安定：支持基底面と重心の位置

> ▶ **支持基底面が広く，重心が低いほど安定する**

　私たちが立っているときは足底だけで接地していますが，寝ているときは，体幹の広い範囲がベッドに接しています．このような，支持台と身体が接触する範囲を**支持基底面**といいます（図5-2）．
　仰臥位では，背中（体幹後面）が広くベッドに接触し，身体の重心も低い位置にあることから全身の筋緊張は小さく，エネルギーの消費量も少なくなります．すなわち，支持基底面が広く，かつ重心の位置が低いほど安定しますので，仰臥位は最も安定した，楽な体位といえます．ただし，脊柱には生理的弯曲があるので，背中全体がベッドに接触しているわけではありません．身体と支持面の間にできる隙間を埋めてやると，支持基底面がさらに広がり，より安定した状態になります．
　側臥位では，仰臥位に比べて支持基底面が狭く，重心の位置も少し高くなるので不安定さが増します．したがって側臥位のときには，肩から腰にかけて枕やマットを置いて支持基底面を広げるなどして，安定

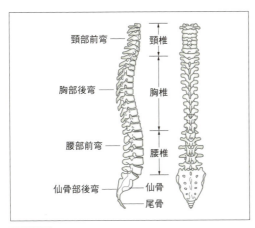

図5-1　脊柱の構造（左：側面　右：後面）

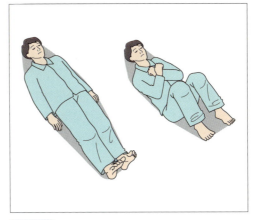

図5-2　支持基底面の違い

（任　和子，井川順子，秋山智弥編集：根拠と事故防止から見た基礎・臨床看護技術．第2版，医学書院．2017．を参考に作成）

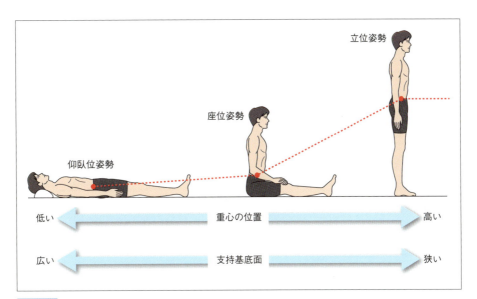

図5-3　姿勢による支持基底面・重心の違い

（竹井　仁監修：ビジュアル版　筋肉と関節のしくみがわかる事典．p132，西東社，2013．を参考に作成）

性を高める工夫が必要となります．

　座位では，殿部と大腿後面などで体重を支えます．仰臥位と座位の大きな違いは，上半身が重力に対抗（抗重力）して起き上がっていることです．上半身の抗重力状態を維持することで，座位の保持が可能になります．さらに大腿と足底を支持台に接触させて支持基底面を広げ，重力を分散させると，より安定で安楽な姿勢が保てます．**立位**では，左右の足底だけが支持基底面となり，かつ重心の位置が高くなるために，非常に不安定な体位です．しかも，体幹に加えて下肢も抗重力の状態で維持しなければならないので，座位に比べてより大きな筋力とエネルギーを必要とする体位です．

　このように，どのような体位や姿勢においても**支持基底面が広いほど，重心の位置が低いほど**安定性は高まります．さらに，**支持基底面の範囲内に重心がある**ことで，安定した姿勢を保つことができるのです（図5-3）．

2 安楽で安定した体位の保持を援助する技術

▶支持基底面は広く，体圧は分散させる

1) 支持基底面を広くして，体圧を分散させる

　すでに述べたように**支持基底面を広くする**と，患者の姿勢が安定します．また，支持基底面が広くなれば，体重を広い面で支持できるので，体圧の分散にもつながります．そのため，安定した体位を保持するためには，図5-5にあるように，ベッドと身体の間に空間がある部分には，枕やバスタオルなどを挿入するなどして，接地面を大きくし，支持基底面を広げることが大切です．どの体位においても，接地面が大きくなることで，体が支持され安定した体位につながるのです．

2) 体位の保持に伴う二次障害を起こさない：褥瘡，神経障害の予防

　私たちの骨格には体表に向かって突出している部位があります．特に，日本人の高齢者はやせ型の体形が多いため，骨突出部位は身体に外力が加わったときに圧迫を受けやすく，褥瘡の好発部位の1つと考えられています．褥瘡を予防するためには，支持基底面を広げて**体圧を分散する**とともに，定期的に体位変換を行い局所の圧迫を避け，皮膚や軟部組織を保護することが大切です．それぞれの体位において褥瘡が発生しやすい場所が異なりますので，注意が必要です（図5-4）．

　また，局所の圧迫は血流障害だけでなく，**末梢神経障害**の原因にもなります．例えば90°側臥位の場合，下になっている側の**腓骨頭**が，すぐ下方を走っている**総腓骨神経**を圧迫して**腓骨神経麻痺**が起こります．腓骨神経が麻痺すると**下垂足**になり，足底を地面にしっかりと着けることができないので，立つ動作や歩行に支障を来します（図5-5，図5-6）．

　このような二次的な障害を予防するためにも，支持基底面を広げて，体圧を分散させることが大切です．

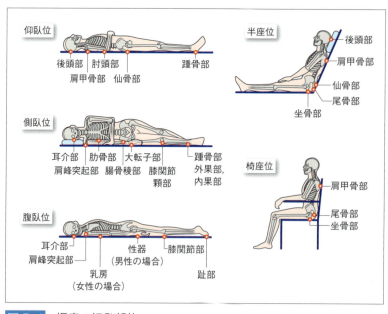

図5-4　褥瘡の好発部位

（三富陽子・他：系統看護学講座 専門分野Ⅰ基礎看護学［3］基礎看護技術Ⅱ．第17版，p278，医学書院，2018．を参考に作成）

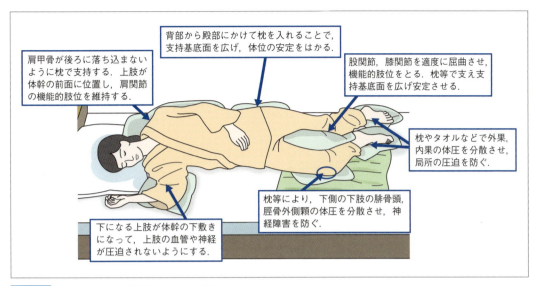

図 5-5　側臥位でのポジショニング例

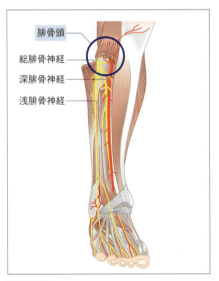

図 5-6　腓骨頭と総腓骨神経の走行

3）機能的肢位（良肢位）を考える

長期臥床や麻痺などにより，関節拘縮が起こることが予測されるとき，たとえ関節が拘縮しても，日常生活に必要な機能への影響ができる限り小さくなるように考えられた肢位を「**機能的肢位（良肢位）**」といいます．

たとえば仰臥位では，足関節が底屈したままで関節が固定されると「**尖足（足関節底屈拘縮）**」となり，立つときに足底がしっかりと地面に着地できなくなり，立脚や歩行動作が障害されます．そのために足関節は，足底が地面に着地できる肢位，すなわち背屈・底屈 0°の**機能的肢位がなるべく維持できる**ような支援が必要です．具体的にはクッションを足底にあてたり，フットボードを用いたりして，機能的肢位に近づけます．このように，姿勢の保持を援助する際には，機能的肢位（良肢位）を考慮することも，その後の日常生活を行う上で大切です．

しかし，機能的肢位を意識するあまり，患者に苦痛を伴う状況を強いることはよい援助とはいえません．現在の患者の関節可動性や，今後の生活を見据えて，個々の患者に合わせて苦痛の少ない適切な援助が必要になります．

関節可動域と援助のつながり

　関節とは骨同士が連結する場所のことで，可動性のない「不動性連結」，椎間関節のような少し可動性のある「半関節」，可動性のある「可動関節」に分類されます．しかし，一般的には，「可動関節」を「関節」とよんでいます．

　可動関節の可動範囲を「関節可動域」といいます．関節可動域を測定するときは，基本肢位を 0° として，そこからの運動範囲を角度で示します．**基本肢位**とは，私たちが普通に「気をつけ！」をして自然に立ったときの上肢と下肢の状態で，そこから前腕を回外して，手掌を前方に向けた状態を**解剖学的基本体位**（序章 図 0-34 参照）といいます．**機能的肢位（良肢位）**は，関節拘縮がたとえ生じたとしても，日常生活の機能に影響が最小限となるように考えられた肢位です（図 5-7）．ギプス固定などを行うとき，良肢位を保持しておくことは日常生活への影響が少なくなるので非常に重要になります．

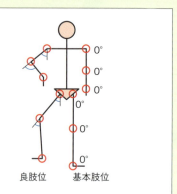

図 5-7　基本肢位と機能的肢位

　関節や筋の不動状態が続くと，関節の可動性が損なわれ，関節拘縮や筋の萎縮，筋力低下などが起こり，関節の可動域制限によって，患者の日常生活活動は低下します．関節可動域の制限があるにもかかわらず，無理に関節を動かすと，患者に不要な苦痛を与えることにもなります．あるいは，関節が可動域を超えて動いてしまうと，関節の安定性が低下して脱臼する可能性が高くなるので，日常生活においては身体の動きに注意が必要になります．

　例えば，肩関節や肘関節の可動域が十分にあり，筋力も維持されている患者の寝衣交換では，袖を通す際に上肢を上方に動かしながら袖を通すことも可能です．しかし，肩関節の可動域に制限がある場合は，上肢を上方へ動かす動作が難しくなりますので，襟元を十分に緩め，上肢に沿わすように袖を通していくという援助が必要になるでしょう（図 5-8）．

　関節可動域の制限が患者の日常生活動作にどう影響するのかを知り，アセスメントしていくことは，患者の状態に合わせた安全で安楽な援助を考えるためにも大切な視点です．

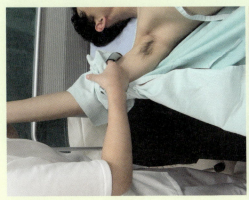
上肢を挙上して着衣する場合

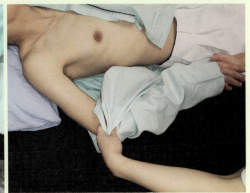
上肢に沿わせて着衣する場合

図 5-8　着衣の介助方法の違い

表 5-1　一般的な日常生活動作と関節可動域

日常生活動作	肩関節	肘関節	前腕	手関節
ズボンまたはパンツの着脱（立位）	屈曲 10°～20° 伸展 20°～30° 外転 25°～	屈曲 100°～	回内 0°～85°	背屈 0°～15° 掌屈 0°～40°
丸首シャツの着脱	屈曲 70°～ 外転 0°～45° 内外旋 45°～	屈曲 120°～	記載なし	背屈 40°～
髪をとく	屈曲 70°～ 外転 110°～ 外旋 30°～	屈曲 110°～	回内 30°～50°	背屈 0°～20° 掌屈 0°～40°
グラスの水を飲む	屈曲 30°～45°	屈曲 130°～	中間位	背屈 15°～20°
洗顔	屈曲 15°～25°	屈曲 40°～135°	回外 70°～	背屈 40°～
背中を洗う（タオル使用）	伸展 20°～30° 外転 70°～ 内旋・外旋 40°～60° 掌屈 10°～20°	屈曲 120°～	回内 90°	背屈 50°～70°

（出典：細田多穂監修：理学療法評価学テキスト，改訂第 2 版, pp45-46, 南江堂, 2017.）

II 歩行介助

日々の活動を拡大するために，歩くという行為は欠かすことができません．ヒトの特徴の1つともいえる「二足歩行」はどのように成り立っているのでしょうか？ この章では，歩くことを身体の構造から理解し，「歩行」を介助するときの根拠を理解しましょう．

学習目標

☑ 歩行に関わる身体の構造を理解する．
☑ 安全な歩行介助の根拠を理解する．

1 立位から歩行へ．そのメカニズム

▶まずは「立つ」ことを援助する

1）安定した立位とは

ヒトは生後の約1年をかけて歩く能力を獲得していきます．歩くためには，まず自立して立位をとれるようになること，そして足を一歩踏み出しても転倒することなくバランスをとる力があること，さらにそれらの行動を可能にする関節の可動域と筋力が必要です．このように，歩くためにはまず「**立つ**」ことが重要なのです．

立つためには，重力に抗い自分の身体を維持できることが必要です．身体全体の抗重力的な維持にかかわるのが**抗重力筋**とよばれる筋群です（図5-9）．

通常，自然な立位をとると，両足はわずかに開き，両足の爪先は少し外側を向くように**外旋**します（図5-10）．体幹を保持するための固有背筋（とくに脊柱起立筋群：腸肋筋，最長筋，棘筋の3つ）と下肢の筋群が働き，立位の姿勢を保ちます．**重心線が支持基底面の中にある**ことも，安定して立位を取るためには大切です．支持基底面から重心線が外れ，身体のバランスの保持が難しくなると，**転倒**することにつながります．このように「立つ」だけでも，全身の様々な筋の活動が関わっていることがわかります．さらに，筋の収縮や弛緩には，**その筋を支配する神経の活動**も必要です．これらの要素のいずれかに支障があれば，立位の保持が難しくなります．

高齢者では加齢とともに脊柱が後弯して骨盤が後ろに傾き，重心が後方に移るために不安定な姿勢となります（図5-11）．その不安定さを軽減するために，股関節と膝関節を軽度屈曲させ，足関節を背屈位にすることで，重心を両足の間に落として安定させています．さらに脊柱の全体的な後弯が進むと，逆に膝関節が伸展して，重心が足底の接地面よりも前方に移ってしまい，全体に体が前に傾いて，より不安定な姿勢になります．そのため，前方に杖などをついて支持基底面を広げ，歩行を補助する場合があります（図5-11—右）．

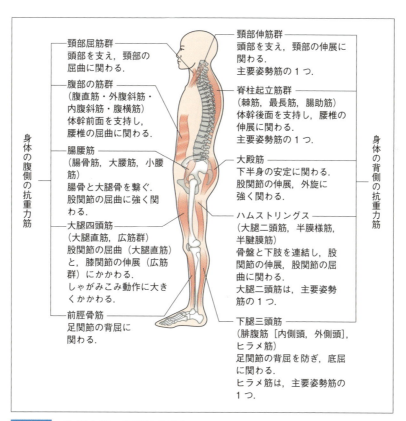

図 5-9 抗重力筋の種類と機能
(竹井 仁監修：ビジュアル版 筋肉と関節のしくみがわかる事典．p134，西東社，2013．を参考に作成)

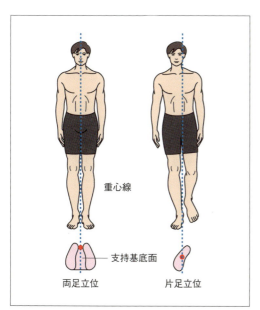

図 5-10 立位姿勢と支持基底面，重心の位置関係
(竹井 仁監修：ビジュアル版 筋肉と関節のしくみがわかる事典．p133，西東社，2013．を参考に作成)

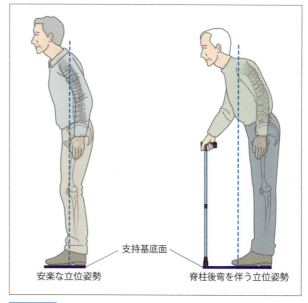

図 5-11 高齢者の姿勢
(竹井 仁監修：ビジュアル版 筋肉と関節のしくみがわかる事典．p140，西東社，2013．を参考に作成)

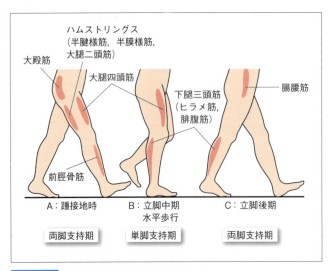

図5-12 歩行周期

2) 歩行を可能にする関節の動きと筋

　立位から一歩前へ足を踏み出すことで，歩きはじめることができます．一般に，片側の踵が地面についてから，同じ足の踵が再び地面に接地するまでを1歩行周期としてとらえます（図5-12）．

　歩行周期の中には，両足が地面に接地している時間（両脚支持期）と，片足だけが地面に接地している時期（単脚支持期）があります．すなわち瞬間的であれ，**片足で体重を支え，体幹でバランスをとること**が必要になります．また，重心は上下方向と左右方向の2つの曲線（カーブ）の組み合わせによって前進します．これが**重心位置のコントロール**で，このカーブの振幅が小さいほど，安定した歩行となります．

　この歩行の動作に中心的にかかわるのは，**下肢の筋と関節（股関節，膝関節，足関節）の動き**です．特に，歩行に必要な**股関節と膝関節の可動域が十分維持されていること**が重要です．

　一歩足を前に踏み出すためには，**股関節を屈曲**させなければなりません．踏み出した足の踵が接地し，次に身体を前に進めるときに股関節は**伸展**していきます．続いてその足が地面から離れるときに，股関節が再度屈曲し，次の一歩の踏み出しにつながっていきます．

　歩行周期の中で**膝関節**は屈曲と伸展を2回ずつ行います．踏み出した足の踵が接地してから足底に体重がかかるときに膝は1回目の屈曲を行って，接地の衝撃を軽減しています．そのあと身体を前へ進めるときに膝は伸展します．次いで踵が接地面と離れるときに膝関節に2回目の屈曲が起こります．さらに，振り出した足を体幹の直下から前方に踏み出すときに，膝関節は2回目の伸展を行います．

　足関節の可動性は足底をしっかり接地させ，そして足で蹴り出すために必要です．拘縮に伴って足関節の可動域が低下したときは，装具や補助具を用いると歩行の妨げとなる状態を改善することができます．しかし，股関節と膝関節の可動域が低下すると，踏み出しや着地の動作が難しくなります．

　これらの関節の運動には複数の筋が関与しています．股関節の屈曲には**腸腰筋**，股関節の伸展には**大殿筋とハムストリングス**が主役を演じます．膝関節の伸展と股関節の屈曲に関わる**大腿四頭筋**は，踵の接地から体重が足底全体にかかるときに起こる**膝折れを防ぐ**ためにも重要な筋です．また，**ハムストリングス**は次の一歩を踏み出すときに起こる下肢の振り子運動を減速させて，歩行をコントロールするためにも重要な役割を担っています．**前脛骨筋**と**下腿三頭筋**は足関節の背屈と底屈を担当し，踵の接地から足趾による**蹴り出し**までの動作に関わっています．

　歩行に関わるこれらの筋群の筋力低下や機能障害があるときは歩行に重大な影響を及ぼす可能性があり

ます．歩行に関わる関節や筋の状態を評価して，歩行に影響を及ぼす要因を把握しておくことが安全な介助につながります．

2 歩行介助のポイント

1）歩行の支持方法

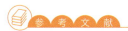
▶その人なりの姿勢を維持して歩く

　歩行援助の原則は，患者にとって最も自然な歩き方を尊重しながら，安定した歩行を支えることです．体幹が極端に前傾あるいは後傾すると，重心線が支持基底面の範囲から外れてしまい，不安定になります．したがって，**重心線上近くで体幹を安定**させるように，**腰部や背部を支持**することが必要となります．

　体幹の抗重力的姿勢が自力で維持できる患者であれば，患者の視線を前方に誘導しながら，体幹が前傾姿勢になりすぎないように注意します．また筋力が低下している患者では，歩行時，膝が屈曲したときに体重を支えきれないことがあります．そのときは患者の斜め後方から患者の腰部を軽く支えて，前後にバランスを崩した時に患者を支える介助が必要となります．

2）付き添う場合の看護師の立ち位置

　麻痺がない患者を介助するときは，**患者の非利き手側**に立つことが基本です．また，患者が手すりを持って歩行しているときは，**手すりがない側**に立ちます．そして患者に麻痺がある場合は，**患者の麻痺側**に立つことが原則です．つまり，**患者の支える力が弱い側**に看護師が付き添います．歩行中に患者がバランスを崩したときは，患者の体幹を支え，支持基底面の中に重心線を維持するように介助して，転倒を予防するようにつとめます．

参考文献

- 三木明徳：実習にも役立つ人体の構造と体表解剖．金芳堂，2016．
- Keith L.Moore, Arthur F. DAlley, Anne M.R.Agur 著，佐藤達夫，坂井建雄監訳：臨床のための解剖学第2版．メディカル・サイエンス・インターナショナル，2016．
- 細田多穂監修，星文彦，伊藤俊一，盆子原秀三編集：シンプル理学療法学シリーズ理学療法評価学テキスト改訂第2版．南江堂，2017．
- 任和子，井川順子，秋山智弥編集：根拠と事故防止から見た基礎・臨床看護技術第2版．医学書院，2017．
- 志自岐康子，松尾ミヨ子，習田明裕，金壽子編集：ナーシンググラフィカ基礎看護学③基礎看護技術第6版．メディカ出版，2017．
- 竹井仁監修：ビジュアル版筋肉と関節のしくみがわかる事典第2版．西東社，2016．
- 川島敏生著，栗山節郎監：リアルな部位別解剖図で詳細解説ぜんぶわかる動作・運動別筋肉・関節のしくみ辞典．成美堂出版，2016．
- 日本褥瘡学会：褥瘡ガイドブック第2版．照林社，2015．
- 田中マキ子：ガイドラインに基づくまるわかり褥瘡ケア．照林社，2016．

歩行につながるリハビリテーション
―理学療法士の視点から―

　リハビリテーションの観点から「歩行」を捉えると，患者に歩行してもらうときの目的は以下の2つです．
　① 日常生活の中で歩行が一人でできるようになるための練習として
　② 歩行によって得られるさまざまな効果（例えば立位保持の安定性の向上）を期待して（つまり，完全に一人で歩行できることを目的としていないこともあります．）

　①のときに注意することは，歩行をしてもらうことに集中しすぎて，活動中の患者の血圧の急激な変化や呼吸状態など，バイタルサインの変化を無視しないことです．その日の患者の体調に合わせて歩行練習を行ってもらい，そのときの様子をきちんとリハビリテーション専門職と共有しましょう．

　②では，たとえ数歩でも看護師の介助のもと患者に歩行してもらうことによって生じる副次的な効果を期待しています．例えば，抗重力筋としてのハムストリングスをよく使ってもらうことで，立位の維持や起立動作などがよりスムーズに行えることを期待しています．そのため，理学療法士などから「少しずつでも歩行練習を病棟で行って欲しい」と依頼があったとき，看護師はその目的をきちんと理解しておくことが重要です．例えば「大腿四頭筋を訓練して立位保持の時間延長や，トイレ動作の向上につなげていきたい」という理学療法における目的を知っていれば，病棟での歩行介助時に，患者の大腿四頭筋が働いているかどうかを観察したり，少し筋肉に触れて確かめたりするなど，援助中に観察するポイントも変わると思います．

　毎日の看護活動の中で，「病棟で，臥位や座位のときにもできる，歩行練習につながるような運動はないのか．」と考えている看護師もいるでしょう．そのとき，患者のリハビリテーションの目的を理解していなければ，どの運動が適切なのかわかりません．ですが，患者の目指す目的が達成できるような，あるいはその目的を達成するための準備となるような運動を病棟で行うことができれば，より適切な患者の支援につながると思います．

　「この運動をさせると必ず歩行につながる」という，画一的な方法はありません．ただし，前記した通り歩くためには，まず「立つ」ことが必要です．「立つ」ためには十分な体幹の抗重力活動に加えて，股関節と膝関節が十分な伸展可動域を持っていることが必要です．看護師はリハビリテーションの専門職とよく連絡を取りあい，情報を交換しながら，患者に必要な運動を病棟でも取り入れていくようにしましょう．リハビリテーション専門職から依頼のあった運動の意味を理解する上でも，職種間で共通認識の基礎となる解剖学的知識が必要になります．

歩行にまつわる脊柱の解剖学

　赤ちゃんが歩けるようになるまでの発達段階と，脊柱における生理学的弯曲の形成過程には時期的に密接な関係がありそうである．ヒトが歩行を獲得する1歳前後までに，まずは頸がすわる（定頸），お座りができる（座位保持可能），ハイハイができる（四つ這い移動），つかまり立ちができる（立位保持可能），伝い歩きができる，一人立ちができる，歩行ができるという過程を辿る．定頸する時期にヒトの頸椎は前弯する．しかし，先天性の障害によって定頸が困難な幼児には頸椎前弯が見られないことが多くある．そして，歩行が可能になる1歳前後で腰椎も前弯する．胸椎と仙骨は内臓を容れるために後弯しており，これは哺乳類全般に見られる現象であるが，腰椎の前弯はヒトにしか見られない．一人立ちや歩行ができない身体障害児の多くには腰椎前弯が見られない．これらのことから考えると，腰椎の前弯はヒトの二足直立歩行と密接に関係しているようである．

　頸椎と腰椎の前弯は加齢に伴って増強していくが，これは体重を支えるという，長年の負荷によって起こると考えられる．そして次第に前弯する椎骨の間の椎間板に変性が起こり，椎間板ヘルニアになる．このように頸椎や腰椎の前弯は，適当であればよいことであり，度が過ぎたら悪いことにもなる．もしかしたら，「過ぎたるはなお及ばざるが如し」という戒めなのかもしれない．

第6章

与薬の技術：注射法

I 皮下注射

　皆さんは予防接種を受けたとき，どこに注射をしてもらいましたか？ 腕にしか注射をしてもらったことがない人が多いのではないでしょうか．しかしそのとき，腕のどの辺りにどのような角度で注射針を刺されているかなどは，ほとんど考えていなかったでしょう．予防接種はどの部位に行うのが適切なのでしょうか？

　注射は患者にとって侵襲が大きい看護技術で，神経や血管などを傷つける恐れがあります．したがって，患者に注射をするときには，注意すべき点が多くあります．ここでは解剖学的な知識に基づいて留意すべき点を理解し，安全で正しい注射の方法を学んでいきましょう．

学習目標

- ☑ 皮下注射の部位の選定とその根拠を理解する．
- ☑ 安全な皮下注射の実施とその根拠を理解する．

1 皮下注射に適した部位

▶ 皮下注射では，まず皮脂厚の確認を！

1) 皮下組織とは

　人の皮膚は表皮と真皮からなり，その下に皮下組織があります（図6-1）．皮下組織は疎性結合組織の1つで，血管や神経，様々な感覚受容器があり，さらにその下に筋や骨などがあります[1]．皮下組織の

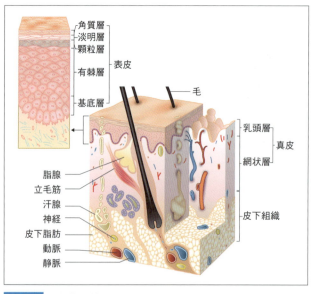

図6-1　皮膚の構造

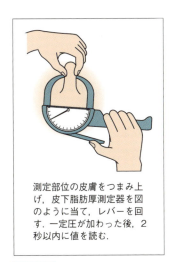

図6-2 皮脂厚の測定方法

測定部位の皮膚をつまみ上げ，皮下脂肪厚測定器を図のように当て，レバーを回す．一定圧が加わった後，2秒以内に値を読む．

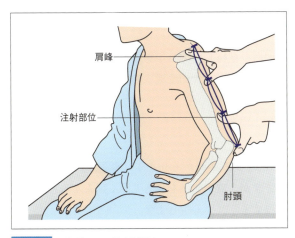

図6-3 上腕での注射部位

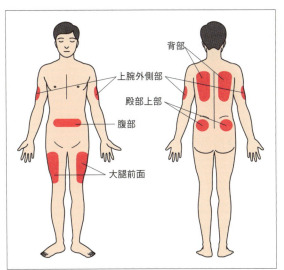

図6-4 皮下注射を行う部位

うち，無数の脂肪細胞が存在している場所を皮下脂肪といいます．皮下注射とは，皮膚と筋層との間にある皮下結合組織に薬剤を注入する注射です．体格によって，人それぞれに皮下脂肪の厚みが異なります．皮下注射を行うためには，まず**皮下脂肪の厚さが5mm以上あること**が前提になります．非常に痩せている患者では，皮下脂肪がほとんどないため，皮下注射の対象とはなり難く，他の与薬方法を検討する必要があります．一方，5mm以上あったとしても，薬液量に応じて注射部位を慎重に検討しなければなりません．体の部位によっても皮下脂肪の厚みは違いますので，皮下注射を実施するときには，その前に皮下脂肪の厚み（皮脂厚）を確認することが大切です（図6-2）．

2）皮下注射を行うために適切な部位

皮下注射の部位としては，**皮下脂肪がよくついており，神経損傷のリスクが小さく，血管が少ない部位**が選択されます．一般によく選択される部位は，上腕後面（伸側）で，肘頭と肩峰を結んだ線上の，肘頭から1/3のあたりです（図6-3）．その他，インスリン自己注射などは腹壁前面や大腿四頭筋外側が使われます（図6-4）．

2 安全な刺入方法

1）確実に皮下組織に刺入する

皮下組織に注射をするには，注射針の刺入角度は 10〜30°が適しています（図6-5）．

角度が10°より浅くなると，皮下注射ではなく，表皮の直下（真皮）に薬液を注入する皮内注射になってしまいます．反対に，刺入角度が大きくなると筋層へ注入することになってしまうため，角度に注意して，皮下組織に確実に刺入していくことが重要です．皮下組織の厚さは人それぞれ異なることから，皮下脂肪の厚み（皮脂厚）をしっかり確認してから注射を実施しましょう．痩せている人であれば，皮下組織も薄いので刺入角度を約10°とし，皮下組織が厚い場合は刺入角度を大きくするなど，患者の体格に合わせて加減します．

注射を実施するときは，穿刺部位の皮下組織を非利き手でつまみ，皮下組織へ正しく注射するようにします（図6-6）．そのとき，母指と示指でつまみあげられる厚みが皮下組織の厚みになります．2本の指では筋層をつまみ上げることはできませんので，皮下組織と筋層の区別ができます．この要領で皮下組織をつまみあげると，皮下組織内に確実に注射ができます．

また，注射器の持ち方も重要です．適切な刺入角度で皮下注射を行うためには，注射器を利き手で，図6-6の下図のように持つことが望ましいといえます．注射器を把持した方の手を皮膚に固定しながら，刺入角度や注射針が穿刺中に動かないようにしっかり固定をすることが大切です．鉛筆持ちは刺入角度が大きくなりやすいので適切ではありません．

2）神経損傷を避ける

上腕に皮下注射をする場合に，神経や血管の走行にも注意する必要があります（図6-7）．皮下組織の適切な部位が選定できれば，神経損傷の可能性は低いですが，皮下組織を越えて深く刺入すると，橈骨神経を損傷するリスクが高まり，同時に上腕深動脈を損傷するリスクも生じます．

神経損傷を防ぐためには，適切な皮下注射の部位を選択することが大事です．また，注射針の刺入直後に，神経損傷の有無を確認するために，「しびれや痛みなどはありませんか？」と聞いて，**しびれの有無**

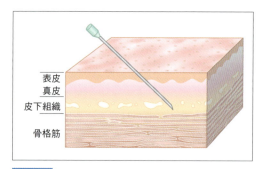

図6-5 皮下注射の刺入角度

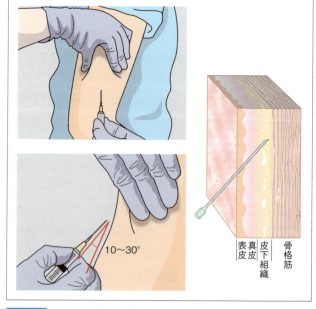

図6-6 皮下注射での刺入方法

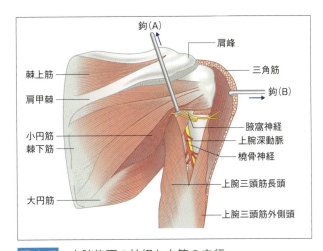

図 6-7 上腕後面の神経と血管の走行
棘下筋と小円筋を鉤（A）により上方に，三角筋は肩甲棘から切り離し，鉤（B）により前方へ反転させている

を確かめることが必要です．電気の走るような激しい疼痛やしびれがあった場合は速やかに針を抜きます．

　三角筋周辺の注射部位付近に太い動脈は走っていませんが，毛細血管に薬液が流入する可能性はゼロではありません．したがって，注射針が誤って血管内に入っていないか，注射針刺入後に注射器の内筒を引き，**逆血がないことを必ず確認**します．逆血がみられた場合は，注射針が血管内に入っている可能性があるので，速やかに針を抜かなければなりません．

インスリン自己注射を腹部に行うのはなぜか？

　患者が自分で注射しやすい部位として，おおよそ血管が少ない腹壁前面を選択します．毎日自己注射をすることから，注射部位を毎日2〜3cmずつずらします．毎回同じところに注射すると，硬結や腫脹が生じることがあるためです．図6-8 に示されているインスリンの注射部位は自己注射だけでなく，家族に注射をしてもらう場所も同様です．

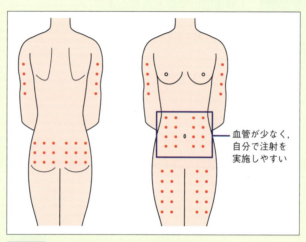

図6-8　インスリンの注射部位
（竹内修二編：解剖生理の視点でわかる看護技術の根拠Q&A, p135, 照林社, 2010. を参考に作成）

II 筋肉注射

筋肉注射はどの筋肉のどの部位に実施するのが正しいのでしょうか？ 筋肉注射をしてもらったことがある人の多くは三角筋という肩のすぐ下にある筋肉にしてもらったのではないでしょうか．三角筋の筋肉注射には利点もありますが，問題点もあります．もう1つの代表的な筋肉注射部位である殿部でも，それはどの筋肉のどの部位であるかを知っておく必要があります．筋肉注射を行う上での注意点を理解し，正しい解剖学的知識を身につけて，安全に注射ができるようになりましょう．

学習目標
- ☑ 筋肉注射の部位の選定とその根拠を理解する．
- ☑ 安全な筋肉注射の実施とその根拠を理解する．

1 筋肉注射に適した部位

▶ 筋肉注射は，筋層が厚い中殿筋を第1選択に！

1）筋肉組織の特徴

骨格筋は筋膜という結合組織の被膜に包まれ，その中に筋周膜で区画された筋線維束があり，筋線維は多数の筋原線維で満たされています[2]．筋肉内には豊富に血管が分布していますので，薬液は速やかに血管に移行します．筋束間の結合組織から毛細血管に吸収された薬液は静脈によって心臓に運ばれます．薬剤が体内に吸収されやすいので，油性や懸濁液のような薬液でも筋肉注射なら投与できますし，薬液量も皮下注射より多く，5 mL まで可能です[3]．

2）中殿筋での筋肉注射

中殿筋は腰に近い殿部の上外側部にある筋肉です（図6-9）．

三角筋よりも筋層が厚く，そこを走る太い血管や神経が比較的少ないので，筋肉注射の場所に適しています．中殿筋に筋肉注射を行うときに，注射部位の選定方法は3つあります．1つ目は「クラークの点」で，上前腸骨棘と上後腸骨棘を結ぶ線の外側1/3の点になります（図6-10—A）．これは患者の骨格指標を用いるため，どんな体格の人でもほぼ確実に場所を決定することができる方法です．2つ目は「ホッホシュテッターの部位」で，大転子の上に手掌を置いて，上前腸骨棘に示

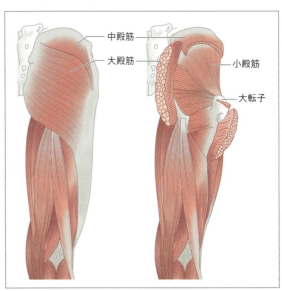

図6-9 中殿筋の位置（右下肢）

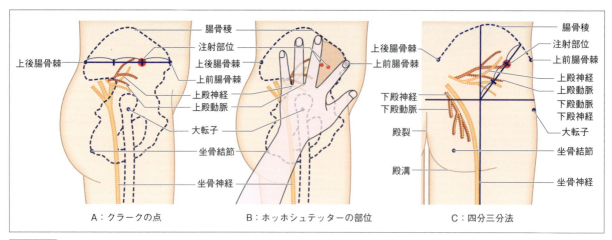

図6-10　中殿筋の注射部位の選定方法

指の先を当て，そのまま中指を腸骨稜に沿って拡げると，2本の指の間に腸骨稜を底辺とする三角形ができます．その中で，中指第2関節（近位指節間関節）の高さで，三角形の中央あるいはやや中指寄りの点がホッホシュテッターの部位になります（図6-10―B）．3つ目は「四分三分法」で，これは図のように，腸骨稜と殿溝の間にある左右どちらかの殿部の膨らみを，縦と横にそれぞれ二等分する線の交点と上前腸骨棘を結ぶ線の，上外側1/3の点を注射部位とする方法です（図6-10―C）．

ホッホシュテッターの部位は，実施者の手の大きさによって異なるために，神経損傷のリスクが高くなる可能性があります．また四分三分法による選定部位とクラークの点はかなり異なっています．したがって，上殿神経損傷のリスクがより少ない部位で，**実施者による個人差がなく，誰がやってもほぼ同じように選定できる「クラークの点」が最も適当な部位**であるといえます．

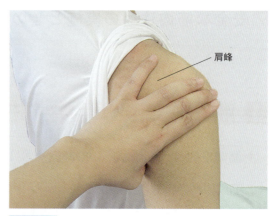

図6-11　肩峰から3横指の位置

3）三角筋での筋肉注射

肩のすぐ下にある三角筋の筋層は中殿筋ほど厚くありませんが，臨床の現場では筋肉注射部位としてよく利用されています．三角筋のなかでも筋層が厚く，血管や神経が少ない部位として一般的には**肩峰から三横指下の部位**が選定されます．この付近では腋窩神経が後方寄りに走っていますので，肩の中央から前寄りで注射を行っています（図6-11）．

しかし，肩峰から約6cm下には腋窩神経から分岐する上外側皮神経が走っており，大柄で指の太い人が注射の実施者になれば，三横指が6cmに近くなり，**上外側皮神経を損傷する可能性があります**[4, 5]．また，肩の前面に触れる骨性の突起は**上腕骨の大結節**で，これを肩峰と誤認すると，正しい注射部位から下方にずれてしまい，腋窩神経を損傷するリスクが高まります．肩関節付近の骨格構造や体表解剖を十分に理解し，背面の肩甲棘から肩に向かって上外側方向に指で辿り，正しく肩峰を触知する方法を身につけなければなりません（序章P8参照）．

三角筋は肌の露出も少なく，座位で注射をすることができる便利な場所です．しかし，三角筋は中殿筋

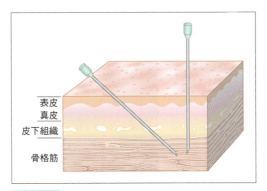

図6-12 筋肉注射の刺入角度

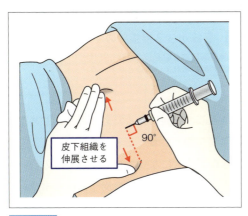

図6-13 中殿筋への刺入方法

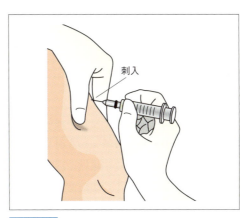

図6-14 三角筋への刺入方法

に比べて小さいので，筋肉注射で投与できる薬液量も少なくなります．また中殿筋の方が，注射による疼痛は小さいといわれています[6]．さらに，三角筋では，注射部位を選定する際に，腋窩神経の走行部位に近くなる傾向がみられるといわれています[7]．したがって，安全で確実な筋肉注射を行うためには，中殿筋を第一選択にすることが望ましいといえます．

2 安全な刺入方法

▶中殿筋は上殿神経，三角筋は腋窩神経に注意！

1）確実に筋肉に刺入する

　筋肉は皮下組織よりも深層にあるため，筋肉注射のときは皮下注射よりも深い角度，45〜90°で注射針を刺入しなければ，筋肉まで到達できません（図6-12）．

　筋肉注射では，針を深くまで刺入するために，注射器を**鉛筆持ち**で把持します．また，筋層までの深さを知るため，注射部位の皮膚をつまんで，あらかじめ皮下組織の厚さを確認しておきます．筋層への刺入の深さは皮下脂肪厚＋2mmが目安です．非常に痩せている人では，注射針が骨まで達する危険性がありますので，筋肉注射が難しいと思われる場合は，医師に相談しましょう．

　注射針を刺入するときは，非利き手で皮膚を伸展させます．これは，注射針の刺入時に皮膚を通過しやすくなり，刺入時痛の緩和が期待できるためです．（図6-13，図6-14）．

　注射針が筋内に刺入されたら，注射器を把持した手を殿部の表面にしっかり固定して，針が浅くなったり深くなったりして移動しないように気をつけます．注射器が動くと疼痛が増強し，筋層から注射針が抜

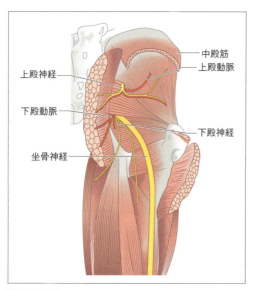

図6-15　殿部深層の動脈と神経

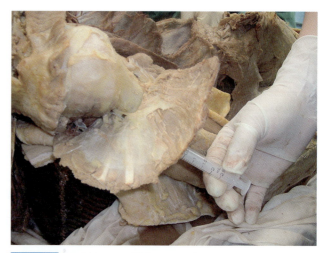

図6-16　肩峰から3横指での注射
肩峰から三角筋起始部を切断し，反転した状態での観察
注射針が腋窩神経に触れていることがわかる．

けてしまう可能性もあります．また，中殿筋の注射部位は殿部の側面にあるため，あらかじめ患者が寝ているベッドの高さを調節し，看護師が注射しやすい作業環境を整えておくことも必要です．

　筋肉内に注入すべき薬液を皮下組織に注入してしまうと皮下注射になってしまい，薬液の吸収が遅れて治療に影響を及ぼすだけでなく，薬液によっては広範な組織障害や潰瘍などの皮膚損傷を引き起こす危険性が指摘されているため，確実に筋肉内に薬液を注入することがとても大事です[8,9]．

2）神経損傷と血管への注入を避ける

　筋肉注射を実施するときは，中殿筋や三角筋周囲の神経や血管の走行を熟知しておく必要があります（図6-15）．

　上殿神経が損傷されると，中殿筋や小殿筋が麻痺するために股関節の外転ができなくなったり，殿筋麻痺歩行やトレンデレンブル徴候などが現れたりします．また，殿部の大部分に広がる大殿筋を穿刺してしまうと，大殿筋の奥を走る**下殿神経**や**坐骨神経**を損傷する危険性があります．殿筋注射によって，下肢末梢にしびれや疼痛が現れたときは，注射部位を誤って大殿筋に刺入してしまい，坐骨神経に触れた可能性が考えられるので，速やかに針を抜かなければなりません．

　三角筋注射によって**腋窩神経が損傷**されると，上外側皮神経の分布領域に知覚障害が発生したり，三角筋や小円筋が麻痺したりして，上腕の外転運動などが障害されます（図6-16）[10]．

　また，中殿筋の注射部位周囲には上殿動・静脈や下殿動・静脈，三角筋の注射部位周囲には上腕深動脈などが走っています．刺入後に注射器の内筒を少し引いて逆血の有無を確認し，逆血がみられたときは，血管内への誤刺入が考えられるため，速やかに抜針します．

　血管や神経の走行や皮下脂肪の厚みには個人差がありますので，注射実施時に看護師がその都度確認しなければなりません．

3）刺入痛の軽減

　筋肉が緊張していると，注射針穿刺時の疼痛が増強します．筋肉の緊張を避けるため，腹臥位で中殿筋に注射をする場合には，足底を内側に向けてもらうと殿部筋の緊張が解けやすいといわれています．また三角筋注射の場合は，手を腰に当ててもらうと，三角筋の緊張もほぐれ，腕も安定します．ただし，筋緊張を緩和するには体位だけでは不十分で，精神的な不安によって筋が緊張している場合には，看護師が声

かけなどをすると，精神面での緊張がほぐれますので，看護師の関わり方も重要です．

これらの他に穿刺時の疼痛を軽減する方法として，針を刺入する数秒前から注射部位の近くを母指で強く押さえる方法や，注射前に3回ほど深呼吸をしてもらい，呼気に合わせて穿刺する方法などがあります[11]．さらに中殿筋の場合は，健常者であっても自分で揉み込むにはかなりの力を要するため，看護師が揉み込むようにします．十分に揉み込んだ方が，疼痛の消退が速いといわれています[10]．ただし，筋肉注射の薬液によっては，注射後のマッサージ禁止のものもあるので，薬剤の説明書を確認して実施することが必要です．

筋肉注射に関する研究の動向

　三角筋注射のとき，多くの成書には「穿刺部位は肩峰の三横指下」と書かれています．しかし指の太さによって三横指には個人差があり，腋窩神経を損傷する可能性もあります．

　中谷らの報告では，肩峰から2.5〜4.5 cm下が三角筋の注射部位として好ましく，肩峰から6 cm下では腋窩神経から分岐する上外側皮神経に触れる恐れがあると指摘されています．したがって，中谷らは 図6-17 に示されている場所を注射部位として推奨しています[4]．すなわち彼らによると，前腋窩線の頂点Aと後腋窩線の頂点Bを結ぶ水平線と，肩峰の中央点Cから下ろした垂線との交点をDとして，CとDの中点aとCとDの上1/3の点bとの間が腋窩神経への損傷リスクが最も低く，ここが三角筋の筋肉注射部位として望ましいことになります[4]．

　また佐藤らは，中殿筋の注射部位のうち，「四分三分法」ではその位置が特定しにくく，上殿動脈や上殿神経にも近いため，神経損傷や血管への刺入のリスクが高いと指摘しています．さらに，皮脂厚が厚い部位で注射針が筋層に到達しにくいともいわれています[12,13]．「四分三分法」は「クラークの点」よりも内側寄りになり，大殿筋に刺入する確率も高く，中殿筋よりも表層を走る上殿動・静脈や上殿神経を損傷するリスクも高くなります．「ホッホシュテッターの部位」は，実施者の手の大きさによってずれが生じる可能性があります．したがって，中殿筋の穿刺部位としては，上記3つの中で「クラークの点」が最も望ましいと思われます．

　現在も筋肉注射部位に関してさまざまな研究が行われており，今後も研究の動向を継続的に確認し，最新のエビデンスに基づいた注射法を選択することが必要です．

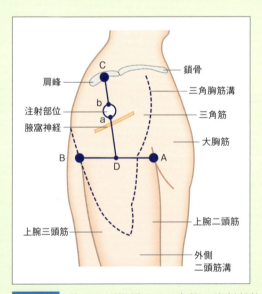

図6-17　中谷らが推奨する三角筋の注射部位

III 静脈注射

　静脈注射のために注射針を血管に刺されたときに、「痛みやしびれはないですか？」と聞かれます．どうしてこの問いかけが必要なのでしょうか？

　静脈注射は、注射針を用いて静脈を穿刺し、薬液を注入する技術です．血管という限られた目的部位に的確に穿刺するためには、正確な技術が必要です．また、神経や動脈を誤って刺してしまわないように、解剖学的知識が不可欠です．患者は針による穿刺や血液の採取に恐怖感や不安を感じやすく、説明や観察を行うことや、対象者に対する心理的な配慮も大切です．ここでは、穿刺に用いる静脈の特徴を理解したうえで、動脈や神経への誤った穿刺を防ぎ、安全に静脈注射を実施するための解剖学的知識と技術を確認していきましょう．

学習目標
- ☑ 静脈注射の部位の選定とその根拠を理解する．
- ☑ 安全な静脈注射の実施とその根拠を理解する．

1 静脈注射に適した血管

▶ 表在性，走行，太さ，弾力性を考える！

1）静脈の構造

　動脈や静脈の壁は、内皮細胞とごく少量の結合組織からなる内膜、輪走する平滑筋からなる中膜および結合組織性の外膜の3層で構成されています．血液と細胞間で物質交換が行われる毛細血管は内膜だけで囲まれており、内皮細胞は血液が血管内で凝固するのを防いでいます．動脈の特徴は**よく発達した中膜**を持っていることで**特有の弾力性**があります．これに対して静脈は中膜の発達がきわめて乏しい血管です（図6-18）．

　血圧は心臓の出口で最も高く、末梢に行くにつれて次第に低くなり、毛細血管では30〜40 mmHg、静脈ではさらに低くなり、心臓の入口付近でほぼ0 mmHgになります．

　そのため下半身や四肢の静脈では、**血液の逆流を防ぐために**至るところで**静脈弁**が形成されており、外膜には縦走する**平滑筋**が豊富に含まれています．

　心臓よりも下位にある下半身や四肢を流れる静脈では、血圧だけでは重力に逆らって血液を心臓に戻すことができないので、静脈弁や外膜の縦走平滑筋はそれを補助する構造物といえます．

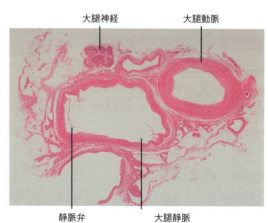

図6-18　動脈壁と静脈壁の違い

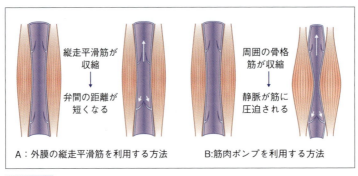

図6-19　静脈還流の仕組み

　外膜の縦走平滑筋が収縮すると弁と弁の間が短くなり，静脈内の血液は追い出されます（図6-19—A）．しかし，弁があるため末梢側へは流れず，中枢（心臓）に向かって血液が追い出されます．また四肢の中心部を走る深静脈は周りを筋肉に囲まれており，運動によって筋肉が収縮すると，静脈は筋肉に圧迫され，同じようなメカニズムで血液が心臓に向かって押し出されます．これを**筋肉ポンプ**といいます（図6-19—B）．長時間，立位や座位でじっとしていると筋肉ポンプが働かないため，静脈内で血液が鬱滞し，血栓が形成されます．そして身体を動かした途端，筋肉ポンプが働いて血栓も追い出されます．血栓は心臓を経由して肺に運ばれて，肺動脈の細い枝に詰まってしまいます．この肺塞栓症がいわゆる**エコノミークラス症候群**とよばれる状態です．

2）静脈注射に用いる血管

　静脈は全身に存在しますが，静脈注射に用いられるのは主に上肢の皮静脈です．上肢の前面では，手首から肩までの母指側（橈側）を上行する橈側皮静脈，手首から肘関節の少し上までの小指側（尺側）を上行する尺側皮静脈，肘窩あたりで両者を結ぶ肘正中皮静脈の3つが主要な皮静脈になります（図6-20）．しかし，これらの皮静脈の分岐・吻合パターンや太さにはかなりの個人差があり，全ての人で同じではありません．したがって，代表的な分布パターンに関する解剖学的知識を踏まえつつ，目視と血管に触れることによって個々の患者の皮静脈を詳細に把握することが大切です．

3）血管選定の条件

　静脈注射を行う血管の選定にあたっては，①皮静脈であること，②ほぼ直線的に走行していること，③太くて壁に弾力性があること，④近くを神経や動脈が走っていないこと，の4点が重要です．

①皮静脈（表在静脈）であること

　上肢の深部には動脈や神経が走っています．そのため，深部を走る静脈を穿刺すると，動脈や神経を損傷する可能性があります．また皮静脈であれば，穿刺する注射針の先端と血管の距離を捉えやすく，確実に穿刺するために皮静脈を選択することになります．

②直線的に走行すること

　静脈にはときに蛇行して走る部位があります．直線的に走行する部位であれば，血管内に針の刃面を十分に挿入し，確実な薬液投与が可能です．そのため，数cmは

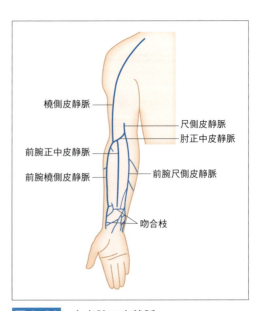

図6-20　右上肢の皮静脈

直線的に走行する部位を選択します．

③**太い内径で弾力性があること**

　前腕の手掌側を見ると，青い静脈が走っているのがわかるでしょう．しかし，その太さや弾力性は部位によっても，人によっても異なります．注射針を留置するのに必要な内径があれば，針による血管の損傷を避けることができます．また，血流状態が良好で壁に弾力性がある血管では，穿刺がスムーズで，患者に与える苦痛も小さくなります．そのため，駆血した後に血管に触れて，弾力性があり，内径が十分あると判断できる血管を選択することが大切です．

④**神経や動脈が近くを走らない部位であること**

　静脈穿刺の際に起こる合併症として，動脈や神経への誤穿刺が挙げられます．細い動脈の走行や皮神経の分布には個人差が大きく，必ずしも解剖学の教科書に示されたとおりに走行しているわけではありません．そのため，完全に誤穿刺を回避することは困難です．しかし，穿刺する静脈周辺の動脈や神経の走行を理解し，より安全な部位を選定することが大切です．

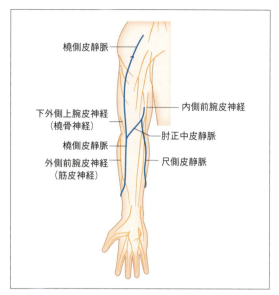

図 6-21　上肢前面の皮静脈と皮神経

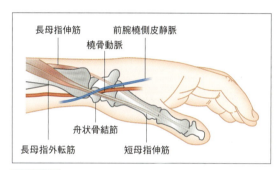

図 6-22　橈骨動脈，前腕橈側皮静脈の走行（手関節）

　以上の選定条件を満たす皮静脈として，肘窩では**肘正中皮静脈**，**橈側皮静脈**，**尺側皮静脈**が挙げられます．ただ，**尺側皮静脈**は肘窩を過ぎると次第に深くなり，肘窩の少し近位で上腕静脈に合流します．**上腕静脈は上腕動脈と伴行して走るので**，尺側皮静脈を肘窩より近位穿刺すると**動脈穿刺**のリスクが高くなります．また**内側前腕皮神経も近接しており**，神経を損傷する可能性もあります（図6-21）．そのため，肘窩よりも近位部の尺側皮静脈は穿刺部位としてあまり適当ではありません．一方，**肘正中皮静脈**は上腕二頭筋腱膜の浅層を横断するように**橈側皮静脈**と**尺側皮静脈**をつないでいます．上腕二頭筋腱膜よりも浅層には重要な動脈や神経が走っていませんので，注射針が上腕二頭筋腱膜を貫通しない限り安全であるといえます．しかし，上腕二頭筋腱膜よりも深層では**上腕動脈**や**正中神経**が肘正中皮静脈と交差するように走っていますので，静脈を貫通し，さらに上腕二頭筋腱膜を貫通するまで深く穿刺するとこれらの動脈や神経を損傷する可能性があります．また**橈側皮静脈**でも，手関節に近い遠位部（前腕橈側皮静脈）では，近くを**橈骨神経浅枝**や**橈骨動脈**が併走していますので，これらに損傷を与える可能性が高い（図6-22）といわれています．

　皮静脈の走行には個人差が大きく，必ずしも肘窩の皮静脈が選択できるとは限りません．皮静脈周辺に分布する皮神経や動脈の走行を理解したうえで，適当な血管を選択することが重要です．また，穿刺に伴うリスクを理解し，穿刺時には必ず「痛みやしびれはありませんか？」と聞いて，神経損傷の有無を確認しなければなりません．

2 確実に静脈内に刺入する方法

1）刺入角度と静脈の深さ

　手掌と足底を除く，身体の大部分を覆う皮膚を有毛型皮膚といいます．有毛型皮膚は手掌や足底を覆う手掌型皮膚に比べて薄く，表皮の厚さは 0.2 mm，真皮の厚さは 1.8 mm で両方を合わせても約 2 mm です．皮静脈が走る皮下組織はこの下にあり，年齢や性別，部位によって厚さが異なります．一般に，静脈注射の穿刺角度は皮膚面に対して 10～25°程度で，血管に刺入したあとは，刃面が血管内におさまるように角度をやや小さくして調整する必要があります（図 6-23）血液の逆流を確認した後，薬液を注入しますが，抜針するまでは注射針の先端が血管内に留置される状態を保持しなければならないので，注射器の外筒を確実に固定する必要があります．

　血管の走行パターンには個人差があり，穿刺する部位によって血管の深さや皮下組織の厚みが異なります．ここでもしっかりと視診と触診を行い，適切な刺入角度を判断しなければなりません．

2）静脈の走行と刺入の方向

　静脈の走行や分岐吻合パターンは非常に複雑です．前述したとおり，穿刺の際にはできるだけ血管が直線的に走っている部分を選択します．また，確実に静脈内に注射針を留置するためには，**静脈の走行に沿って針を刺入する**ことが大切です（図 6-24 左側）．静脈の走行に対して交叉する方向に刺入してしまうと（図 6-24 右側），針の先端を血管内に留置することができません．したがって，血管壁に沿って血

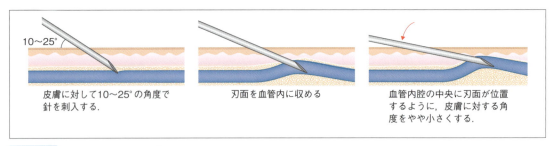

図 6-23　静脈穿刺の 3 段階

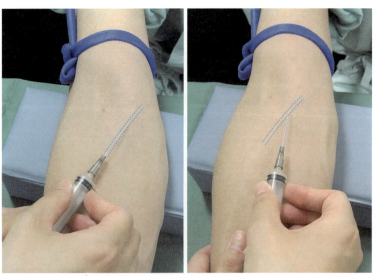

図 6-24　血管の走行と注射針の刺入方向

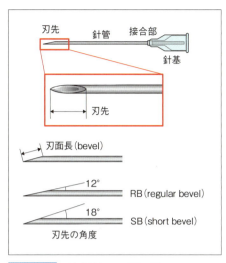

図 6-25　注射針の刃面の違い

管内に留置される注射針をイメージしながら，穿刺の方向を決めなければなりません．たとえ静脈の走行に沿って穿刺したとしても，それが併走する動脈や神経への誤穿刺を避けるためであったり，穿刺後に**皮下で静脈を探したりするような操作をしない**ことも大切です．

万一誤穿刺したときに現れる症状の有無を確認しながら操作を進め，問題が発生したときには速やかに対処できる準備をしておくことも必要です．著しく痩せた患者では，周囲の皮下組織による血管の固定が弱く，血管が逃げて，穿刺が難しいケースもありますので注意が必要です．

3）適切な道具の選択

使用する**注射針の選択**も，血管内に針を留置するためには重要なポイントになります．注射針はレギュラーベベル（RB）ではなく，**ショートベベル（SB）** という刃面が短く角度が 18〜20°のタイプを使用することで，狭い血管腔内に針を確実に留めることができます（図 6-25）．

前腕でどうしても注射部位が選択できない場合には，手背などの皮静脈を選択することもありますが，その場合には翼状針が多く使用されています．翼状針は刃面が SB に近く，かつ注射針の長さも 20 mm 以下と短いため，血管の貫通や余計な組織損傷を防ぐことができ，特に直線距離の短い皮静脈を穿刺する場合には有用な注射針です．また注射時間が長くなる場合には，血管内に針の先端を留置する時間も長くなります．翼状部分を絆創膏固定すると，その後の注射器操作が両手でできますので，安全性が高まります．

静脈注射や採血に伴う神経損傷について

　献血の際に使用する太い針（17〜16 G：外径：1.4〜1.6 mm）と異なり，静脈注射や採血では22〜21 G（外径 0.7〜0.8 mm）の細い注射針を使用するので，基本的な知識に基づいて実施すれば，皮神経を切断するほどの損傷が生じる可能性は非常に小さいといえます．しかし，手関節橈側部での穿刺において橈骨神経浅枝を損傷するケースや，肘関節前面の穿刺において内側前腕皮神経や外側前腕皮神経を損傷するケースが報告されており，油断は禁物です．神経損傷の危険度からいうと，手関節橈側部での橈骨神経浅枝損傷が最も高く，次いで肘関節前面での内側前腕皮神経です．最も危険度が低いのは外側前腕皮神経であるといわれています[14]．皮静脈や皮神経の走行には個人差があり，皮神経の走行を体表から確実に同定することは事実上困難です．そのため，静脈穿刺の際には，皮神経損傷の可能性が常にあることを念頭に置いておく必要があります．穿刺にあたっては，深い穿刺を避けること，そして穿刺後に血管を探る動作はしないことが重要です．

　神経を誤穿刺した場合には，通常の穿刺痛よりも強い「**電撃痛**」が感じられ，時間経過と共に皮神経の支配領域にしびれや痛みが生じます．本幹の神経ではなく皮神経の損傷によって運動麻痺を起こすことは稀ですが，このような徴候に注意しながら穿刺し，患者から強い痛みの訴えがあるときや誤穿刺の可能性が疑われる場合にはただちに抜針し，医師に報告すると共に，症状の変化や末梢領域の知覚・運動状態について観察することが重要です．

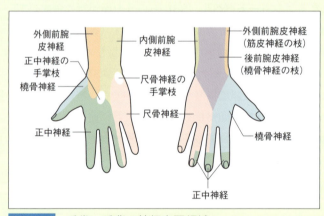

図 6-26　手掌・手背の神経支配領域

からだの物差し

　私たちはものの長さを測るときに定規やメジャーを使う．しかし，それが手元にないときはどうすればよいか？　正確な長さが必要なときは，面倒でも物差しをとりに行くしかないが，おおよその長さでいいとき，私は自分のからだの一部を使って長さを測る．

　前腕には尺骨と橈骨という2本の長骨が平行に走っており，小指側の骨が尺骨である．尺骨の近位端は肘頭，すなわち肘を曲げて肘鉄をくらわす所である．そして遠位端は手首，もっと正確に言えば前腕後面の小指側で，ちょうど手首のあたりにこんもりと骨が飛び出している．これが尺骨の茎状突起で，肘頭から茎状突起までの長さがおよそ一尺（33 cm）あり，これが尺骨という名前の由来である．また，「十二指腸は指を横に12本並べたぐらいの長さで，およそ25 cmである．」と，多くの解剖学の教科書に書かれている．指を横に12本並べた幅を，医学・医療の世界では12横指という．看護学の多くの教科書には，「三角筋に筋注をするときは，肩峰から3横指下に針を刺す．」と書かれており，これも指の幅を物差し代わりに使っていることになる．しかし，ここでちょっと問題なのは，人によって指の太さ（幅）が違うということである．例えば，小柄な女性看護師が，大柄な男性患者に筋注をするときには，3横指下でさほど問題はないが，逆に大柄の男性看護師が小柄な女性患者に行うときには，三角筋の深層を走る腋窩神経を傷つけてしまう恐れがあり，とても危険である．もっとも，肩峰を正しく触知できなければならないのはいうまでもないことである．

　指の太さ（横幅）も含め，一度自分の手で色々な場所の長さをメジャーで測ってみよう．その長さを覚えておけば，ミリ単位まではいかないまでも，センチメートルの単位でなら，物差しとして十分利用できる．私が解剖の実習などでよく使う手の物差しは以下のとおりである．ちなみに私の身長は165 cmで，男性としては小柄である．そしてこれらの数値は私の値である．

- 手掌をいっぱいに広げたときの，母指の先から小指の先までの距離：約21 cm
- 母指と示指を伸ばして直角を作ったときの，母指の先から示指の先までの距離：約15 cm
- 示指を手の甲（手背）から曲げて，まっすぐ伸ばした示指の長さ：約10 cm，基節遠位端までの長さ：約5 cm，中節遠位端までの長さ：約7.5 cm
- 示指～小指をまっすぐ伸ばして横に並べたときの幅（4横指）：約7 cm
- 示指と中指でVサインをして，示指と中指先端の中央点間の距離：約6 cm
- 指の2つの関節を数字の「7」のように直角に曲げたときの，中指中節の長さ：約4 cm，示指中節の長さ：約3 cm

　長さではないが，手掌の大きさはその人の総体表面積の約1%にあたるといわれている．火傷の範囲を算定する上で，9%の法則は広く用いられているが，手掌1%の法則も，知っておけばとても便利な物差しになる．

　このように，手には物差しとして使えそうな所がいっぱいある．第一小回りが利いて使いやすいし，清潔な手袋を着用すれば，臨床の場で清潔が求められるときにも使える．

あと，手以外で物差しとして使いやすく，覚えておくと便利なものの例としては……
- 両腕を指も伸ばして水平に広げたときの指先から指先までの長さを1尋（ひろ）といい，これは自分の身長とほぼ同じである．
- 普通に歩いたとき，私の歩幅はほぼ一定の約60 cmで，病室からトイレや浴室，非常口までの距離などは，歩幅で測った距離で十分である．

今勤めている専門学校では，キャンパスの片隅にある小さな畑で，私は学生と一緒に野菜作りを楽しんでいる．ここには芋ヅルが何本挿せるのかとか，何本トマトが植えられるのかなどは，歩幅で畝の長さを測って計算し，必要な数の苗を買い求める．何を植えるかはみんなで考えるが，秋から冬の定番は大根と蕪で，草花を植えようという声はほとんど聞かれない．どうやら「花よりダンゴ」ならぬ，「花よりダイコン」のようである．

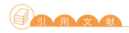

1）竹内修二編：解剖生理の視点でわかる看護技術の根拠Q&A．p131，照林社，2010．
2）坂井建雄：カラーイラストで学ぶ集中講義解剖学．メジカルビュー社，p346，2012．
3）尾野敏明監修：Nursing Canvas Book11 臨地実習・看護師国試でよく問われる！看護技術"根拠"のポイント．p66，学研メディカル秀潤社，2017．
4）中谷嘉男他：三角筋への筋肉内注射 腋窩神経を損傷しないための適切な部位．金沢大学医学部保健学科紀要，23(1)：83-86，1999．
5）岩永秀子，高山　栄：三角筋，中殿筋における筋肉内注射の適切な部位の検討．東海大学健康科学部紀要，9：29-33，2003．
6）升田茂章，川西千恵美：筋肉注射における痛みの少ない部位の検討—三角筋と中殿筋の注射痛の比較．高知女子大学看護学会誌，34(1)：71-78，2009．
7）E. Fujimoto: The problem of using deltoid muscle for intramuscular injection. AINO JOURNAL, 6：49-53, 2007.
8）武田利明：筋注用薬剤が皮下組織に投与された場合の安全性に関する実験的研究．日本看護技術学会誌，3(1)：66-70，2004．
9）石田陽子，武田利明：筋肉内注射用薬剤の安全性に関する実験的研究．岩手県立大学看護学部紀要，7：1-5，2005．
10）藤野彰子，長谷部佳子：新訂版看護技術ベーシックス第2版．pp486-487，サイオ出版，2017．
11）山口瑞穂子編：新訂版看護技術講義・演習ノート下巻第2版．p123，サイオ出版，2016．
12）佐藤好恵，成田伸，中野隆：殿部への筋肉内注射の選択方法に関する検討．日本看護研究学会雑誌，28(1)：45-52，2005．
13）佐藤好恵，藤井徹也，佐伯香織他：殿部筋肉内注射部位における中殿筋表層血管および神経損傷の危険性の検討．日本看護技術学会誌，8(2)：91-96，2009．
14）香月憲一：採血後のしびれ．日本医師会雑誌，137(11)：2344-2345，2009．

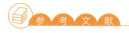

- 藤本悦子編：解剖生理から見直す看護技術　形態機能学に基づいた視点．学研メディカル秀潤社，2012．
- 松村讓兒他：人体解剖ビジュアル　からだの仕組みと病気．医学芸術社，2005．
- 坂本すが他：ビジュアル臨床看護技術ガイド．照林社，2015．
- 佐藤達夫，坂井建雄監訳：臨床のために解剖学第2版．メディカルサイエンスインターナショナル，2016．
- A. シェフラー，S. シュミット著，三木明徳，井上貴央監訳：からだの構造と機能．西村書店，1998．
- 堀美保他：ヒト上肢の皮静脈と皮神経の位置関係の形態学的研究．日本看護技術学会誌，8(2)：20-28，2009．
- 三國裕子他：肘窩における静脈穿刺部位の皮静脈と動脈との局所解剖学．形態・機能，10(2)：86-93，2012．
- 医療情報科学研究所編：看護技術がみえる Vol.2　臨床看護技術．メディックメディア，2014．

自分の体で確認してみよう！

1 静脈の特徴を感じてみよう！

確認方法

　机の上に両手の手背が見えるように並べます．
　まず，片方の上肢を頭の上高く上げて（片手だけバンザイする）数秒保持した後，机に戻します．両方の手背の静脈を比べて見ましょう．上げた方の手背の静脈が見えにくくなります．また，同時に手背の色も左右で違うことが確認できます．
　今度は片方の上肢をだらりと下ろし数秒保持します．そして，もう一度机に戻し，両手背を比べて見ましょう．下げた方の手背の静脈が怒張し，手背の色も左右で違っていることが確認できます．心臓と末梢血管の位置関係が，静脈還流に大きく影響することがわかると思います．

2 肘窩の皮静脈を確認しよう！

確認方法

　皮静脈の分布や走行は人によって随分と異なりますが，橈側皮静脈や尺側皮静脈，そしてこれらをつなぐ肘正中皮静脈は多くの人に見られます．肘関節をやや強く伸展させて，これらの皮静脈を同定してみましょう．もちろんこれらの皮静脈もわかりやすい人とわかりにくい人がいますので，わかりやすい人で確かめてください．
　同定できた皮静脈を指腹で軽く触れてみましょう．このときは，最も敏感な示指末節の指腹で確認することが肝心です．
　左右で走行は同じでしょうか？　違う人もいるでしょうね．血管の太さや弾力性は人それぞれで異なりますし，同じ人でも左右差が見られます．
　血管の太さや弾力性には個体差があります．ですから自分だけでなく，友人や年齢の違う方の静脈にも触れて，その違いをしっかりと感じ取りましょう．

3 駆血前後の肘正中皮静脈に触れて，弾力性の違いを確認しよう！

確認方法

　上腕に駆血帯を巻いて，もう一度，前項で触れた皮静脈に触れてみましょう．そして，駆血する前後で血管の触れ方が違うことを確認しましょう．

4 自分の手や指の長さを測ってみよう！

　自分の手や指の幅（太さ）や長さは便利な物差しになります．
　自分の3横指は何 cm でしょうか？　掌をいっぱいに広げたときの母指（親指）の先と小指の先の距離は何 cm でしょうか？　自分と友人とでは長さが違いますので，自分の手で測定しその長さを覚えておくと，日常の臨床でも十分に使えとても便利です．

索 引

あ～い
圧痛点　77
胃　70

う
ウィンスロー孔　73, 75
右腎　13
内返し　16

え
腋窩神経　116
遠位　16
延髄　37

お
横隔膜　35, 36
横行　70

か
回外　16
外肛門括約筋　79
外旋　16
回腸　70
外転　16
回内　16
外胚葉　73
解剖学的基本体位　15, 98
解剖学的死腔　44
外膜　28
下角　6
拡張期血圧　28
下行結腸　70, 71
下垂足　96
ガス交換　48
下殿神経　116
カフ　30
下腹部　70
渦流　38
下肋部　70
肝胃間膜　74
肝鎌状間膜　74
換気血流比　48
換気血流比不均衡状態　48
寛骨　3
関節可動域　98
肝臓　71
浣腸　84

き
キーセルバッハ部位　50
気管　34
気管吸引　51
気管支　11, 34
気管内挿管　51
気管分岐部　34, 35, 51
起坐呼吸　47, 49
基準線　3
機能的肢位（良肢位）　97, 98
逆血　111
吸引　50
吸引チューブ　50
吸引法　50

吸気　36
橋　37
胸骨　2
胸骨角　2, 4
胸骨角線　4
胸骨剣状突起線　4, 12, 70
胸骨体　2
胸骨柄　2
胸鎖乳突筋　19
胸部後弯　94
胸膜腔　36
棘間線　4, 13, 70
棘突起　6
季肋部　70
近位　16
筋型動脈　22, 29
筋性防御　78
筋肉組織　113
筋肉注射　13, 113, 118
筋肉ポンプ　120

く
空腸　70
口　34
屈曲　16
クラークの点　113

け
脛側　16
経鼻栄養　63
経鼻栄養チューブ　63
経鼻栄養法　63
頸部前弯　94
血圧　28
血圧測定　29
結代（滞）　18
肩甲棘　6
肩甲棘線　6
肩甲骨　2, 6
肩甲下角線　6
肩甲線　6
原始腸管　73
剣状突起　2
肩峰　2, 6, 7, 114

こ
後腋窩線　4
後腋窩ヒダ　3
口蓋　63
口腔吸引　50
後脛骨動脈　22, 30
抗重力筋　100
後正中線　6
叩打診　77
後腸　74
喉頭隆起　19
肛門挙筋　79
誤嚥　57, 60
誤嚥性肺炎　50
股関節　102

呼気　36
呼吸音　38
呼吸器　34
呼吸中枢　37
骨性指標　2
骨盤　3
骨盤腔　71
骨盤底筋　79
骨盤底筋群　83
コロトコフ音　31

さ
座位　58, 95
最高血圧　28
最低血圧　28
臍部　70
鎖骨　2
坐骨　3
坐骨結節　3
坐骨神経　116
鎖骨中線　3
左腎　12
三角筋　13, 114

し
子宮　71
支持基底面　94, 96
視診　77
姿勢　94
膝窩動脈　30
膝関節　102
しびれ　110
四分三分法　114
尺側　16
尺側皮静脈　121
収縮期血圧　28
十二指腸　71
終末細気管支　34
主気管支　34
手背側　16
上胃部　70
上角　6
上行　70
上行結腸　71
上後腸骨棘　3, 9
上前腸骨棘　3, 8
掌側　16
小腸　70
上殿神経　116
小動脈　28
静脈　28, 119
静脈注射　119
小網　75
上腕動脈　20
上腕二頭筋　20
上腕二頭筋腱　20
ショートベベル　123
食事介助　56
食事姿勢　56

触診　77
触診法　33
褥瘡　96
心窩部　70
神経損傷　110, 124
心臓　11, 18
腎臓　13, 71
心臓死　25
伸展　16
振動法　33
心拍　18
心拍出量　28

【す】
垂線　3
膵臓　71
水平線　3

【せ】
生理的弯曲　94
脊柱　6
脊柱起立筋群　100
前胃間膜　74
浅会陰横筋　79
前腋窩線　4
前腋窩ヒダ　3
前肝間膜　74
穿孔　85
仙骨　3, 6, 9
仙骨部後弯　94
前正中線　3
尖足（足関節底屈拘縮）　97
前腸　74
全脳死　25
前立腺　71

【そ】
総頸動脈　19
足関節　102
足底側　16
足背動脈　21, 30
側腹部　70
鼡径部　70
外返し　16

【た】
第2肋軟骨　4
第2肋間隙　4
大腸　70
大殿筋　102
大転子　10
大動脈　18
第7頸椎棘突起　7
大脳皮質　37
ダグラス窩　76
打診　77
痰　53
弾性型動脈　18, 28
胆嚢　71

【ち】
恥骨　3
恥骨結合　3
恥骨直腸筋　84
恥骨部　70

中腋窩線　4
虫垂炎　78
肘正中皮静脈　121
中腸　74
中殿筋　13, 113
中胚葉　73
中膜　28
超音波法　33
腸骨　3
腸骨部　70
腸骨稜　3, 6, 9
腸骨稜頂線　7
聴診　77
聴診法　33
腸蠕動　77
腸蠕動音　77
腸腰筋　102
直腸子宮窩　76

【て】
電撃痛　124

【と】
橈骨動脈　20
橈側　16
橈側皮静脈　121
動脈　28
努力呼吸　36

【な】
内肛門括約筋　79
内旋　16
内転　16
内胚葉　73
内膜　28

【に】
二酸化炭素濃度　46
尿管　12
尿失禁　83

【の】
脳幹死　25
脳死　25

【は】
肺　11
肺尖　35
排痰　54
肺底　35
排尿　79
胚盤　73
排便　79
肺胞　34, 40, 48
鼻　34
ハムストリングス　102
バルーン　90
反跳痛　78

【ひ】
ビーナスのえくぼ　9
皮下脂肪　109
皮下組織　108
皮下注射　108
鼻腔吸引　50
尾骨　3, 6, 9
腓骨頭　11

皮脂厚　109
脾臓　71
腓側　16

【ふ】
腹圧　80
副腎　71
副中線　12
腹膜後器官　71
腹膜後隙　71
プロースト窩　76

【へ〜ほ】
便意　79
膀胱　71
膀胱直腸窩　76
膀胱留置カテーテル　90
膀胱留置カテーテル法　90
歩行　100
歩行介助　100
ホッホシュテッターの部位　113

【ま】
マックバーネーの点　13, 78
末梢血管抵抗　22, 28
末梢神経障害　96
マンシェット　30
慢性閉塞性肺疾患　40

【み】
脈拍　18

【む】
無気肺　50, 51, 52
無菌操作　89

【も】
毛細血管　29
網嚢　73, 75
網嚢孔　75

【や〜よ】
ヤコビー線　7, 9
床上排泄　81
腰部前弯　94

【ら】
卵巣　72
ランツの点　13, 78
乱流　38

【り】
梨状陥凹　64
立位　100

【れ】
レギュラーベベル　123

【ろ】
肋間　4
肋骨　2, 6
肋骨下線　4, 12, 70
肋骨弓　2, 4, 5

【数字】
1回換気量　44

【欧文】
COPD　40

人体の構造からわかる看護技術のエッセンス
看護の視点で学ぶ解剖学ワークブック付き　ISBN978-4-263-23719-9

2019年1月10日　第1版第1刷発行
2020年5月20日　第1版第2刷発行

監修者　三 木 明 徳
編　者　三 谷 理 恵
　　　　澁 谷 幸
　　　　荒 川 高 光
発行者　白 石 泰 夫

発行所　医歯薬出版株式会社

〒113-8612　東京都文京区本駒込1-7-10
TEL. (03)5395-7618(編集)・7616(販売)
FAX. (03)5395-7609(編集)・8563(販売)
https://www.ishiyaku.co.jp/
郵便振替番号 00190-5-13816

乱丁,落丁の際はお取り替えいたします　　印刷・あづま堂印刷／製本・愛千製本所
© Ishiyaku Publishers, Inc., 2019. Printed in Japan

本書の複製権・翻訳権・翻案権・上映権・譲渡権・貸与権・公衆送信権（送信可能化権を含む）・口述権は，医歯薬出版(株)が保有します．
本書を無断で複製する行為（コピー，スキャン，デジタルデータ化など）は，「私的使用のための複製」などの著作権法上の限られた例外を除き禁じられています．また私的使用に該当する場合であっても，請負業者等の第三者に依頼し上記の行為を行うことは違法となります．

JCOPY　＜出版者著作権管理機構　委託出版物＞
本書をコピーやスキャン等により複製される場合は，そのつど事前に出版者著作権管理機構（電話 03-5244-5088，FAX 03-5244-5089，e-mail : info@jcopy.or.jp）の許諾を得てください．

人体の構造からわかる 看護技術のエッセンス

別冊ワークブック

監修 三木明徳

編集 三谷理恵・澁谷幸・荒川高光

医歯薬出版株式会社

人体解剖学実習の見学における心得

　医学部や歯学部の人体解剖学実習において，解剖させて頂くご遺体は，生前の暖かいご意志により，死後自らの肉体を献体して下さった方々です．解剖学実習の見学にあたっては，医学部や歯学部の学生と全く同じように，医学や歯学の発展に寄与するために肉体を捧げて下さった方々のご厚意に深く感謝するとともに，故人の尊厳を傷つけるような振る舞いは決して行わないよう，常に心がけなければなりません．

ワークブックの使い方

　このワークブックは，看護学生が人体解剖学実習の見学で活用できるように構成されています．
　第1章 胸部内臓器，第2章 腹部内臓器，第3章 骨盤内臓器，第4章 頭頸部内臓器，第5章 上肢・下肢に分け，見学する部位ごとに人体解剖学実習で学ぶ内容が明確になるように示されています．
　第1章～第4章では，各部位がどのように見えるか，どのような観察ができるかをまず解説し，解剖学実習で確認できる看護実践や看護技術に関する学習課題を提示しました．第5章では，看護技術と関連が強い内容に絞って学習課題を提示しました．これらの学習課題には，書き込みや色付けをして学習できるような図を設けています．
　解剖学実習前に，このワークブックと本冊を活用して事前学習をしておくことで，実習において確認すべきポイントを明確にすることができます．実習では，このワークブックを実習室に持参して，確認したことを書き込みながら見学し，実習後には本冊を使いながら学習を整理すると，これまでに学んだ人体の構造をより深く理解することができます．
　また，解剖学実習の見学だけではなく，看護技術の学習においても，その技術と関連する人体構造を学習するためのワークブックとして活用することもできます．

第1章
胸部内臓器

関連する看護技術・学習内容
●呼吸・循環の観察，フィジカルアセスメント（本冊第1章 P34） ●安楽な呼吸を促す技術（本冊第2章 P44） ●気管吸引の技術（本冊第2章 P50）

I 胸部前面の観察

　開胸された胸部前面では，肺と心臓が見えます（図1）．胸腔は左右の肺と心臓で占められ，左右の肺に挟まれた中央部が縦隔です．右肺は上，中，下葉の3葉，左肺は上，下葉の2葉に分かれていますが，前から見たときには，右肺の下葉はごく一部しか見えません．心臓は正面から右心系（右心房＋右心室）はよく見えますが，左心系（左心房＋左心室）はごく一部しか見えません．これらの臓器と体表の骨性指標との位置関係を確認してみましょう．

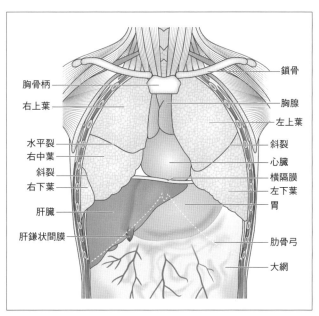

図1　胸腔内臓器の概観
（胸骨，肋骨，横隔膜を除去している）

学習課題

図1 を参考に，胸腔内で右肺（上葉，中葉，下葉），左肺（上葉・下葉），心臓がどの位置にあるかを確認し，図2 に書き込みましょう．

胸腔内の臓器を確認しながら，以下の点を学習しましょう．

● **肺**

・肺胞呼吸音を聴診する時の聴診部位と肺の位置関係を理解しましょう．

・両肺の下葉はどのように胸腔内に位置しているでしょうか？ 呼吸音の聴診で，胸部前面だけでなく，背部や側面からも聴診しなければいけない理由を説明してみましょう．

● **心臓**

・心臓の位置を 図2 に書き込んでみましょう．

・心尖拍動を確認する部位と心臓の位置関係を確認してみましょう．

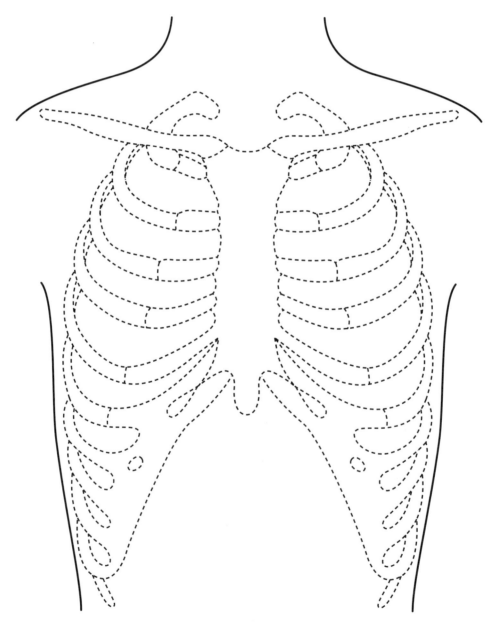

図2　前胸部

MEMO

Ⅱ 胸腔・胸膜腔の観察

　肺と心臓が取り出された後の胸腔（図3）には，**壁側胸膜**と**心膜**があり，心膜が取り除かれると，**後縦隔**が見えます．後縦隔には**気管**と**食道**，食道の左側に**胸大動脈**が見えます．胸腔はとても広く，閉鎖された空間です．肺の上部（**肺尖**）は鎖骨よりさらに上に位置しています．下方には**横隔膜**が存在します．横隔膜は**呼吸運動**に大きく関与しています．このような構造と胸腔内臓器の位置関係を確認し，呼吸や循環のフィジカルアセスメントや，安楽な呼吸の支援のための理解につなげていきましょう．

　胸腔の内面は滑らかで光沢があります．これは，壁側胸膜に覆われているためです．壁側胸膜は肺門において肺の表面を包む臓側胸膜に移行します．つまり胸腔内で，肺は壁側胸膜と臓側胸膜の二重の胸膜に包まれています．その間の狭いスペースが**胸膜腔**です．

　通常，胸膜腔には二重の胸膜のすべりを良くするために少量の漿液性の胸膜液がありますが，二重の胸膜はほぼ接して存在しています．気胸や胸水の貯留により胸腔ドレーンを入れる場合，この**胸膜腔**にドレーンの先端が留置されます．

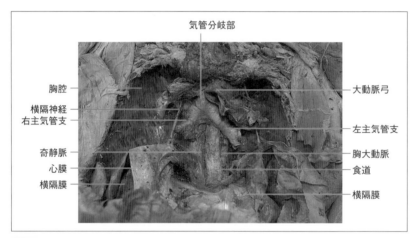

図3　肺と心臓を取り除いた状態の胸腔

学習課題

● **胸腔の確認**

- 肺が摘出されていたら，胸腔の上端と鎖骨の位置関係を確認してみましょう．
- 鎖骨下静脈を穿刺する場合，なぜ気胸の合併症が起こるのか考えてみましょう．そして，鎖骨下静脈穿刺直後の患者の観察ポイントを考えてみましょう．

● **胸膜腔の観察**

- 肺と壁側胸膜と臓側胸膜の位置関係を確認し，図4の（　　　）に名称を書き込みましょう．そして，胸膜腔の部位に色を塗ってみましょう．
- 胸膜腔に空気や胸水が溜まると，肺にどのような影響が生じるか考えてみましょう．

● **気管支の観察**

- 図5を参考に，胸腔内で気管と左右の主気管支がどのような位置にあるのかを確認し，図2に記入しましょう．
- 気管分岐部から下ろした垂線と左右の主気管支がなす**角度（分岐角度）**と**太さ**，**長さ**を測定し，図5に記入しましょう．
- 気管内異物が左右のどちらに落ち込みやすいのか，左右の主気管支の太さや角度との関係から考察してみましょう．
- **気管の長さ**を測り，気管吸引の際に吸引カテーテル挿入する長さを考えてみましょう．

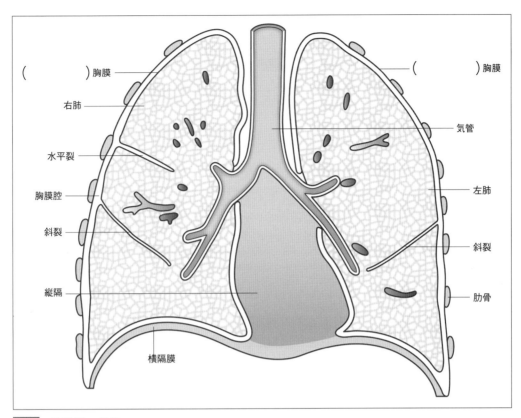

図4 胸膜腔の構造

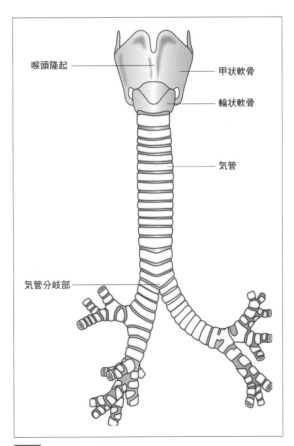

図5 気管・気管支

Ⅲ 横隔膜の観察

横隔膜は**胸腔と腹腔を隔てる筋性の膜**です（図6）．腰椎部には大動脈裂孔と食道裂孔の2つの裂孔があります．筋部の筋線維は，上面中央部の腱中心と言われる腱膜に放射状に停止しています．腱中心には大静脈孔があります．

学習課題
● **横隔膜の観察**
- 横隔膜と心臓，肺，肝臓との位置関係をご遺体で確認しましょう．
- 座位と臥位のときに，胸部臓器や腹部臓器がどのように横隔膜を圧迫するか考えてみましょう．体位によって横隔膜にかかる圧迫の違いから，呼吸の安楽性と体位の関連を考えてみましょう．

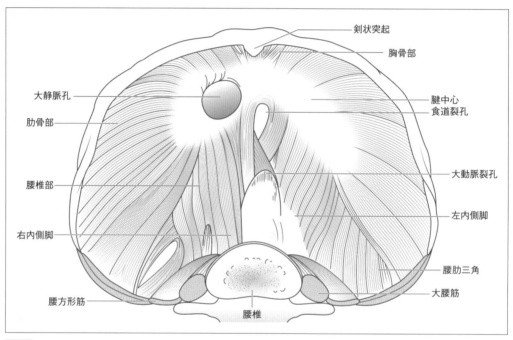

図6 下（腹側）からみた横隔膜

Ⅳ 肺の観察

　取り出された肺の表面を観察しましょう（図7）．表面は滑らかで光沢があります．これは**臓側胸膜**に覆われているためです．肺は**斜裂**や**水平裂**によって左は2葉，右は3葉に分かれていることが確認できます．肺はさらに10の肺区域にわかれますが，その境界を表面から見ることはできません．

　各肺の内側面を見ると，中央あたりで**肺動脈**，**肺静脈**，**気管支**が出入りしています．ここを**肺門**といいます．肺門の近くには葉気管支や区域気管支があります．

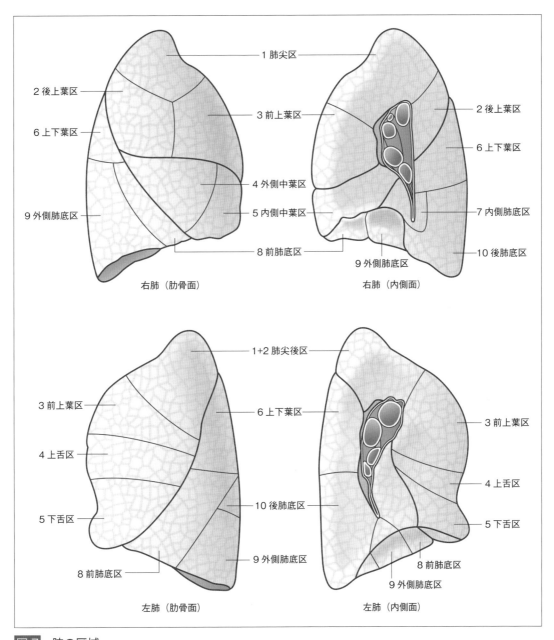

図7　肺の区域

Ⅴ 心臓の観察

　心臓は「その人の握りこぶし」よりも少し大きいぐらいであるといわれています．ご遺体の前面から心臓を見ると，図8のように右心系（右心房＋右心室）はよく見えますが，左心系（左心房＋左心室）は一部しか見えません．取り出された心臓の後面を見ると，図9のように左心房と左心室が確認できます．

　また，心臓は**冠状動脈**によって血液が供給されています．図10のように大動脈起始部の大動脈洞（バルサルバ洞）から，**左右の冠状動脈**が出発し，心臓を取り囲むように走っています．

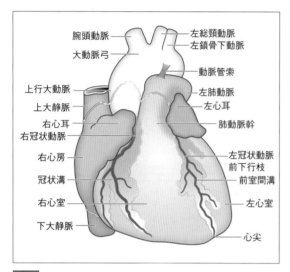

図8　前からみた心臓の外観

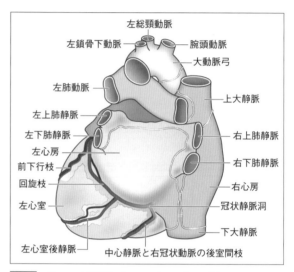

図9　後ろ（背面）からみた心臓の外観

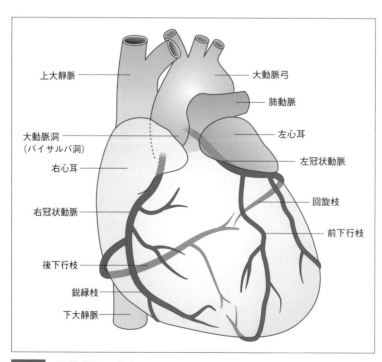

図10　冠状動脈の分布

学習課題
● 心臓の内部構造
・心房，右心室，左心室の壁の厚さを確認しましょう．どこが一番厚いでしょうか？
・心臓内部で，大動脈弁，肺動脈弁，左右の房室弁（三尖弁，僧帽弁）がどのように位置しているのか確認し，（　）に名称を記入しましょう．また，それぞれの弁がどのような構造であるかを確認しましょう．
・心臓内において血液がどのように流れるかを 図11 に→で記入し，心室，心房，各弁との関係を考えてみましょう．
・動脈血が流れる部分を赤色，静脈血が流れる部分を青色で塗り，区分してみましょう．
　もしも心室中隔や心房中隔に欠損があったときに，血液の流れがどのようになるか，静脈血と動脈血が混在している様子を説明してみましょう．

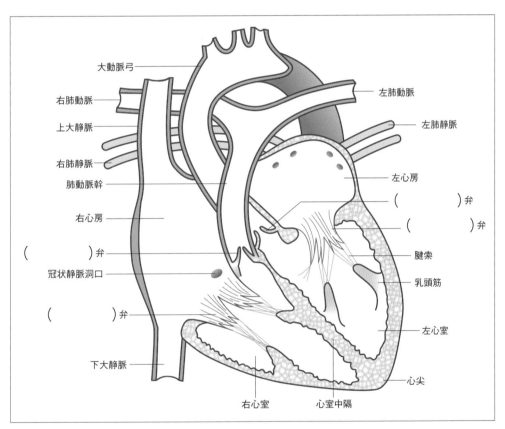

図11　心臓の内部構造

第2章 腹部内臓器

関連する看護技術・学習内容

- 腹部の観察（本冊第4章 P70）
- 消化器手術後のドレーンの挿入と観察

I 前腹部の観察

　前腹壁を開くと，胃の大弯から始まる大網が腹部全体をエプロン状に覆っています（図12）．上腹部の中央で，大網の上に胃の一部（胃体）が見え，肝臓は右の肋骨弓に沿って下縁だけがかすかに見えるだけです．大網を上方に反転させてみると，図13のように腹部の消化管が見えてきます．腹部の大部分は曲がりくねった小腸によって占められています．小腸の口側約2/5の空腸は左上腹部，肛門側約3/5の回腸は右下腹部を占めています．空腸と回腸の間には明確な境界はありません．上腹部で，大網が付着しているのは横行結腸です．小腸の右側を上下に走るのが上行結腸，左側を上下に走るのが下行結腸，その下にS状結腸が続きます．

　上行結腸と下行結腸は腸間膜を持たず，後腹壁に固定されています．右下腹部で，回腸が結腸と結合する部分を回盲部といい，そこから下方に伸びる行止まりの部分が盲腸です．盲腸の下内側端から，長さも太さも小指の半分ほどの虫垂が下内方に向かって伸びています．この状態では十二指腸や直腸は見えません．このように腹腔内では臓器が重なり合って存在していることがわかります．腹部の区分と照らしながら，腹部の観察や，手術後の患者の観察の知識につなげて理解していきましょう．

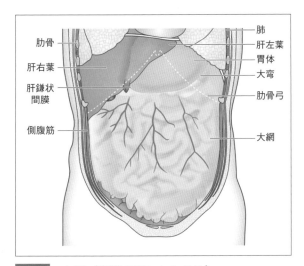

図12　大網（腹膜を開いたところ）

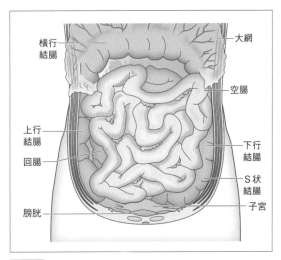

図13　消化管の外観（大網を上方に反転）

学習課題

- 腹部の区分に必要な以下の腹部基準線を 図15 に書き込みましょう．
    水平線：　①胸骨剣状突起線　　②肋骨下線　　③棘間線
    垂直線：　①右副中線　　②左副中線
- 図12，図13 とご遺体の腹部を比較して，腹部臓器が腹部のどの位置にあるかを確認しましょう．
- 生前に手術などを受けているご遺体の場合，図12，図13 とは違うところがあるかもしれません．違いがあれば所見を記録し，なぜ違うのか，その理由を考えてみましょう．
- 結腸の走行やその中を食物が流れる方向を念頭に置いて，腹部マッサージ法の根拠を理解しましょう．

Ⅱ　ウィンスロー孔と網嚢の確認

ウィンスロー孔（網嚢孔）が確認できるのは，肝臓や胃が取り出される前だけです．しかも，網嚢は胃や肝臓の後ろにありますので，**直接見ることはできません**．しかし，これらは腹腔内の外科手術時にドレーンが挿入される場所であり臨床的に重要です．

学習課題

肝臓や胃が取り出されていない状態であれば，以下の手順でウィンスロー孔（図14）と網嚢が確認できます．

①小網の確認：肝胃間膜（肝臓と胃の小弯の間に張る間膜）と肝十二指腸間膜（肝臓と十二指腸の口側半分の間に張る間膜）を合わせて小網といいます．

②総胆管の確認：総胆管は胆嚢から十二指腸に向かって伸び，小網の中を走ります．

③ウィンスロー孔の確認：胆嚢の直下で，小網の右縁から後面へ人差し指を左に進めると，指がやっと入るくらいの孔（ウィンスロー孔）が確認できます．

④網嚢の確認：さらに注意深く指を差し込み，胃の裏側を触ることができたら，そこが網嚢です．

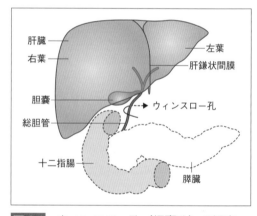

図14　ウィンスロー孔（網嚢孔）の観察

腹部の手術後に，ウィンスロー孔にドレーンが留置される理由を考えてみましょう．

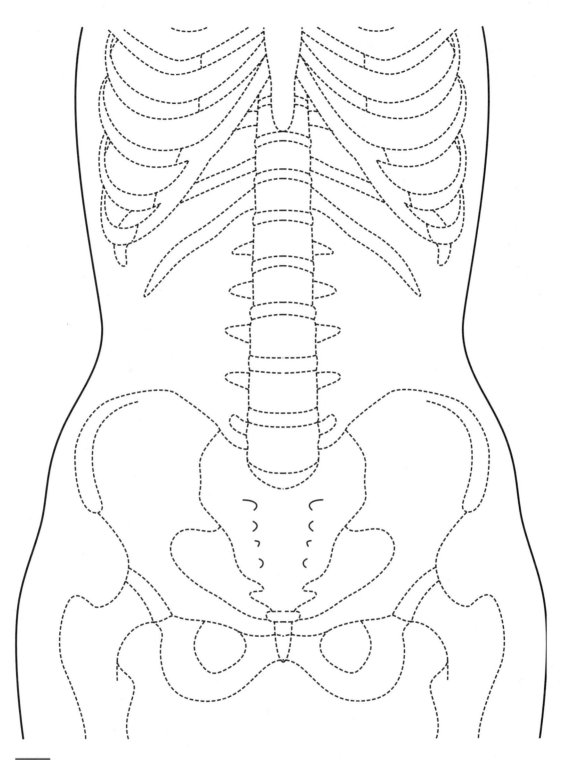

図15 腹部

Ⅲ 腹腔内臓器の観察

1. 胃（図16）

胃が大弯に沿って切開されていたら，以下のような内面の様子が観察できます．

- 粘膜ヒダ：胃全体に見える，様々な方向に走る粘膜の高まり
- 幽門括約筋：幽門を取りまく平滑筋で，胃壁筋層の輪走筋が発達したものです．

2. 小腸

小腸は十二指腸，空腸，回腸の3部に分けられます．

① 十二指腸

十二指腸は球部（上部），下行部，水平部（下部），上行部に分けられます．十二指腸は腸間膜を失い，後腹壁に固定されています．

② 空腸と回腸

空腸は十二指腸空腸曲から始まり，そこには十二指腸提靱帯（トライツの靱帯）があります．回腸は上行結腸に続く回盲部で終わります．空腸と回腸の間には明瞭な境界はありません．

数メートルほどある小腸の大部分を占める空腸と回腸は共通の腸間膜を持っています．取り出してみると，腸間膜が扇のように拡がっており，その先端に空腸や回腸が高度に蛇行しています．この扇の「要」にあたる部分を腸間膜根といい，左上腹部から右下腹部にかけて斜めに走って，小腸を後腹壁につり下げています．これが，わずか30 cmほどの腸間膜根で数メートルもある小腸を支持できる理由です．

3. 大腸（結腸）（図17）

大腸のうち，横行結腸とS状結腸は腸間膜を持っていますが，上行結腸と下行結腸は腸間膜を失って後腹壁に固定されています．

学習課題
● 胃
噴門と幽門の構造と筋層の違いを確認してみましょう．そして，食物の胃への流入，食道への逆流，小腸への送り出しがどのように起こるのかを考えてみましょう．

● 小腸（十二指腸，空腸，回腸）
輪状ヒダ：輪状ヒダは空腸や回腸にも存在しますが，十二指腸で最も発達しています．
十二指腸の内面でほぼ一周する粘膜のヒダを観察し，この構造が効率よく栄養を吸収している仕組みを理解しましょう．

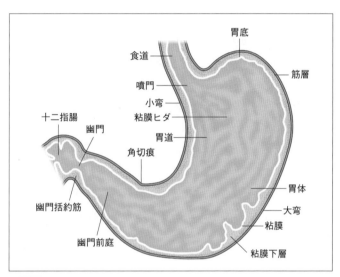

図16　胃の内面

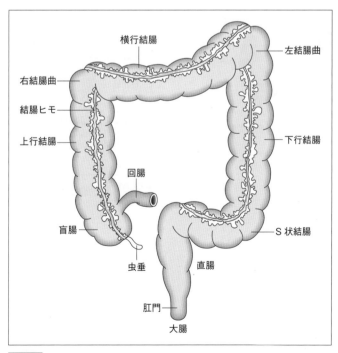

図17　大腸の概観

4. 肝臓と胆嚢，胆道

- 肝臓の下面をみると，ほぼ中央あたりに小さいナスのような形をした胆嚢が付着しています（図18）．またそのすぐ近くで，**総肝管，門脈，固有肝動脈**が出入りする場所を**肝門**といいます．
- 胆汁は肝臓で生成され，左右の肝管，総肝管，胆嚢管を経て胆嚢に運ばれ，ここで濃縮されます．肝臓や胆嚢からの胆汁が通る総胆管は十二指腸の壁内で膵管と合流し，**大十二指腸乳頭（ファーター乳頭）**において十二指腸に開口します．この経路を胆道といいます．
- ご遺体では胆嚢は緑色に見えますが，これは胆汁が酸化したためです．通常，生体内での胆汁は黄褐色です．

5. 膵臓

- 膵臓は，逆コの字をした十二指腸に囲まれている**膵頭**，中央部の**膵体**，左端の**膵尾**に分けられます．また，膵頭から下方に向かって突出している部分を鈎状突起といいます．
- 膵臓は十二指腸とともに，前面だけが腹膜に覆われた腹膜後器官の1つです．
- 主膵管は膵液を運ぶ直径3mm程の導管で，鈎状突起から出ると**総胆管**と合流し，**大十二指腸乳頭（ファーター乳頭）**に開口します．
- 20人に1人の割合で，大十二指腸乳頭（ファーター乳頭）の口側3cmほどのところに小十二指腸乳頭が見られることがあり，ここに副膵管が開口します．

学習課題

- 胆道が剖出されていたら，図19 を参考に総肝管，胆嚢管，総胆管から十二指腸までの経路を確認しましょう．膵頭部癌や胆石などによって胆道が閉塞すると黄疸が起こります．その理由を考えてみましょう．

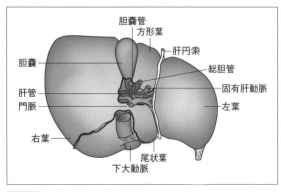

図18 肝臓の底面

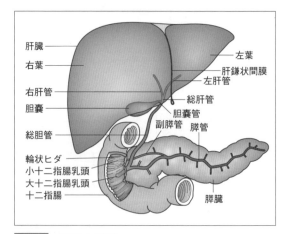

図19 肝臓と膵臓

Ⅳ 腹膜後隙の観察

　腹腔の後壁も**腹膜**で覆われていますが，その腹膜よりも後ろの間隙を**腹膜後隙**といいます．腹膜後隙にあって，前面だけが腹膜に覆われている臓器を**腹膜後器官**といい，十二指腸，上行結腸，下行結腸，膵臓などがこれにあたります．さらに腹膜後隙には**腎臓**や**副腎**などがあります．腎臓からは**尿管**が膀胱に向かって走っています．

　脊柱の前で**下大静脈**の左側を**腹大動脈**が下行し，第4腰椎の高さで左右の**総腸骨動脈**に分かれています．

学習課題

● **腎臓から膀胱への尿の経路**
　・左右それぞれの腎臓は，胸椎や腰椎のどの高さにあるかを確認し，背部からの叩打診をする部位との関係を考えてみましょう．
　・P26（排尿に関わる諸臓器）を参照し，腎臓から膀胱にいたる尿の流れを 図20 に記入し，尿がどのような経路で排泄されているのか，確認しましょう．

● **腹大動脈と下大静脈の構造の違い**
　・ 図20 の動脈と静脈を色付けして，経路を確認しましょう．
　・腹大動脈と下大静脈を確認し，触れてみて，太さ，血管壁の薄さ，感触の違いを感じてみましょう．外観的には同じような太さでも，動脈と静脈では血管壁に違いがあることを確認しましょう．

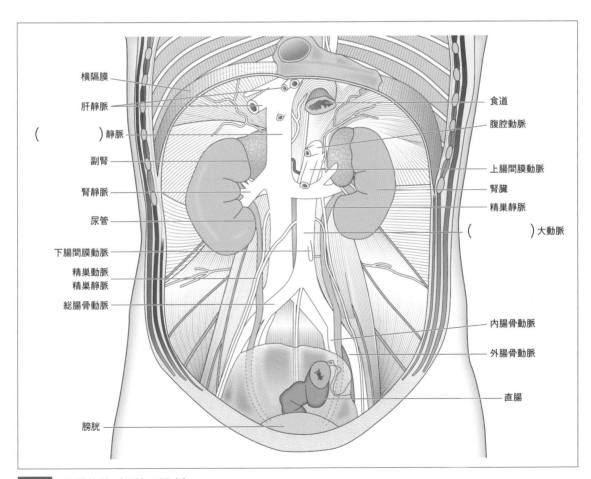

図20　腹膜後隙（男性の場合）

第3章 骨盤腔内臓器

関連する看護技術・学習内容

- ●排泄介助の技術（本冊第4章 P79）
- ●浣腸の技術（本冊第4章 P84）
- ●導尿の技術（本冊第4章 P87）

I 骨盤腔臓器の観察

　骨盤腔には**直腸**や**膀胱**，**尿道**など，排便や排尿に直接関与する臓器があります（図21，図22）．これらの臓器の立体的構造や位置関係を熟知しておくことは，排便や排尿の介助あるいは浣腸や導尿などの看護技術を安全かつ適正に行うために必要です．

　男女とも，**膀胱は恥骨結合**と接して骨盤腔の前部にあります．女性では，直腸と子宮の間に**直腸子宮窩（ダグラス窩）**が存在します．これは腹膜腔の陥凹で，腹膜腔の最下部にあたり，臨床上重要です．男性の場合は，**直腸膀胱窩**（プロースト窩，臨床ではダグラス窩と呼ばれる）が同様の位置となります．

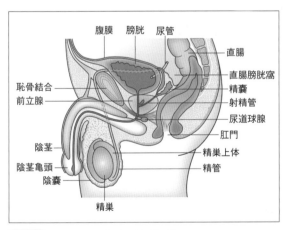

図21　男性の骨盤腔（矢状断）

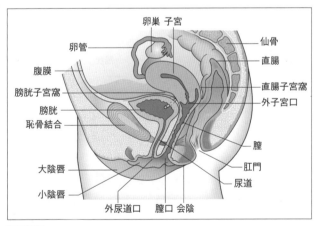

図22　女性の骨盤腔（矢状断）

Ⅱ 排便にかかわる諸臓器の観察

　恥骨と尾骨の間に，男性では**膀胱**と**直腸**，女性では**膀胱**，**子宮**，**直腸**があります．これらは薄い骨格筋や結合組織によって支えられています．肛門の周囲には，図23のように**内肛門括約筋**，**外肛門括約筋**，**肛門挙筋**があり，排便にかかわっています．しかし解剖学実習で，これらの骨盤底の筋群を細かく同定することは非常に困難ですので，図23，図24を参考に排便に関与する筋群をイメージしてみましょう．

　なお，肛門から直腸への走行は直線的ではなく，**仙骨**に沿って後弯しています．

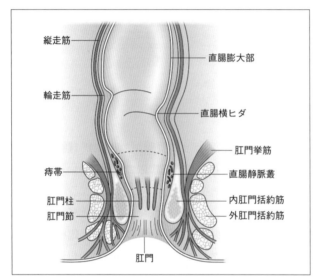

図23　肛門と周囲の筋群

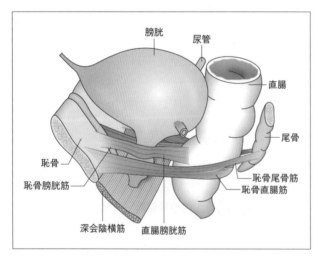

図24　骨盤底筋群（男性）
（※ 恥骨直腸筋は肛門挙筋の一部）

学習課題
● 肛門および直腸の観察
・骨盤の割断面を観察し，直腸から肛門までの走行を確認しましょう．
・直腸から肛門への移行部（直腸肛門角）がどのような角度であるかを確認しましょう．
・直腸が切開されていたら，肛門管と直腸膨大部を確認しましょう．
・肛門から直腸膨大部まで浣腸のカテーテルを挿入するとき，肛門に挿入する方向や，直腸膨大部までの距離を測り，図25 に記載しましょう．
・直腸横ヒダと肛門からの距離を確認し，直腸壁の損傷を避けるための安全なカテーテルの挿入の長さを検討してみましょう．
・図に浣腸のカテーテルが挿入された状態を記入しましょう．立位で浣腸するとなぜ危険なのか，その理由を考えてみましょう．
● ダグラス窩（直腸子宮窩）の確認
・肛門からダグラス窩までの距離を確認し，図25 に記載しましょう．

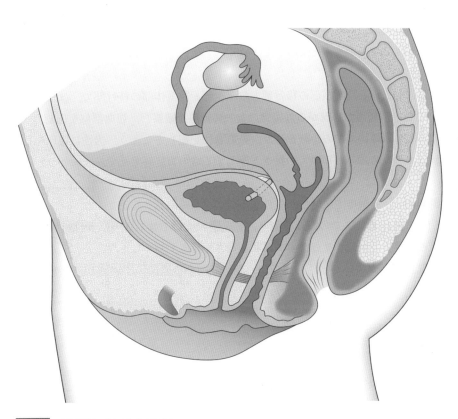

図25 骨盤腔（女性の場合）

Ⅲ 排尿にかかわる諸臓器の観察

　腎臓はそら豆の形をした器官で，腹膜後隙の脂肪組織の中に副腎とともに埋まっています．尿管は，腎臓で作られた尿を膀胱に運ぶ細い管で，腹膜後隙を通って下行します．膀胱の内面には，左右の尿管口と内尿道口があります．膀胱壁の筋層は平滑筋でできています．そのうち，内尿道口を取りまく部分を**膀胱括約筋（内尿道括約筋）**，それ以外の大部分を**排尿筋**といいます．排尿筋と膀胱括約筋はともに平滑筋で，区別はできません．男性の場合は前立腺と陰茎根部の間に尿生殖隔膜という結合組織が存在し，その中にある横紋筋の**尿道括約筋（外尿道括約筋）**が尿道を取りまいています．女性の場合は，膀胱直下の結合組織が尿生殖隔膜で，その中に**尿道括約筋（外尿道括約筋）**があります．外尿道括約筋は随意筋で，排尿のコントロールに大きくかかわっています．外尿道括約筋は尿道周囲を取り巻いていますが，解剖学実習で観察することは困難です．

学習課題

● **膀胱**
- 図26 を参考に，膀胱内部の尿管口や内尿道口の位置を確認し，健康な人の場合，膀胱内にどのように尿が貯留し，排尿されるのかをイメージしてみましょう．
- 座位の時と仰臥位の時で，膀胱内に尿が貯留する状態がどのように違うのかを考えてみましょう．
- 内尿道口の位置から，仰臥位での排尿で残尿が生じやすい理由を考えてみましょう．またどのようにすると残尿が生じないかを考えてみましょう．

● **男性尿道**
- 男性尿道は，前立腺と陰茎根部の移行部と陰茎根部と陰茎体部の移行部で，ほぼ直角に曲がります（図27）．骨盤の割断面で膀胱から外尿道口までの経路を観察し，屈曲部位を確認しましょう．
- 内尿道口から外尿道口までの距離を測り，図28 に記載しましょう．男性に導尿を行う場合，確実に膀胱に到達するために必要な挿入の長さと挿入する時の角度を考えてみましょう．

● **女性尿道**
- 骨盤の割断面で，膀胱の内尿道口から外尿道口までを確認しましょう．
- 内尿道口から外尿道口までの距離を測り，図25 に記載しましょう．女性の導尿の際に，カテーテルを膀胱内に確実に到達させるために必要な長さを考えてみましょう．
- なぜ女性に膀胱炎が多いか？　外尿道口，膣，肛門の位置関係を確認し，その理由を考えてみましょう．

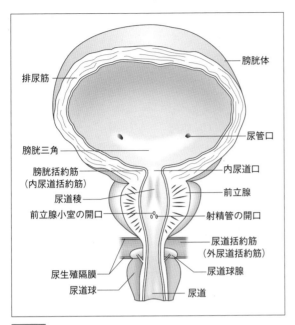

図26 膀胱の内面（男性例）

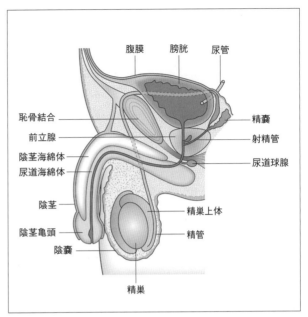

図27 男性尿道

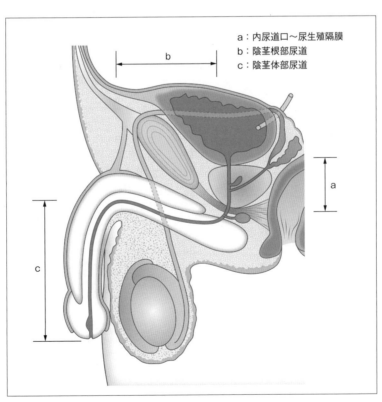

図28 男性尿道の測定方法

第4章
頭頸部内臓器

関連する看護技術・学習内容

- 咀嚼・嚥下のメカニズムと食事介助の技術（本冊第3章 P56）
- 経管栄養を行うための技術（本冊第3章 P63）
- 口腔・鼻腔吸引，気管内吸引の技術（本冊第2章 P50）

I 頭部・頸部の観察

　頭部では頭蓋内に**脳**があり，顔部には**眼**や**耳**などの感覚器や，**口**，**鼻**などの内臓があります．また頸部には**咽頭**，**喉頭**，**気管**，**食道**があり（図29），気管の前面には**甲状腺**（図30），甲状腺の裏面には**副甲状腺（上皮小体）**という内分泌腺があります．

　頭頸部の呼吸器や消化器は嚥下のメカニズムを理解する上で重要ですし，鼻から経管栄養チューブや吸引チューブを安全かつ確実に挿入するためには，鼻腔の立体構造や目的部位までの距離を正確に知っておく必要があります．

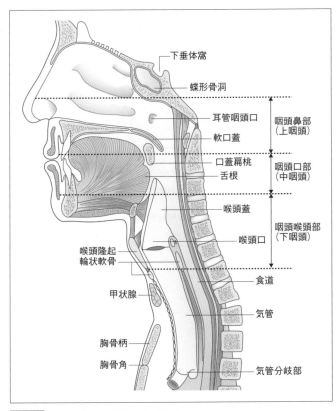

図29　頭頸部の断面（矢状断）

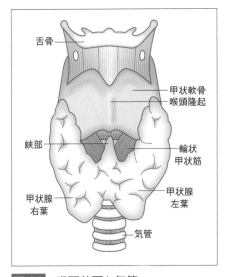

図30　喉頭前面と気管

学習課題

胸鎖乳突筋の起始が胸骨や鎖骨から切断されていれば、その下で以下の血管を確認しましょう（図31）.

● **総頚動脈**

- 胸鎖乳突筋の内側縁に沿って上行し、喉頭隆起のやや上方で**内頚動脈**と**外頚動脈**に分かれます。前頚部で**総頚動脈**が走行するところに色を塗り、脈拍触知部位を確認しましょう.
- 総頚動脈の脈拍触知部位と胸鎖乳突筋や喉頭隆起との位置関係を確認しましょう.
- 総頚動脈の脈拍を触知する際に、指を当てる場所を解剖学的に説明してみましょう.

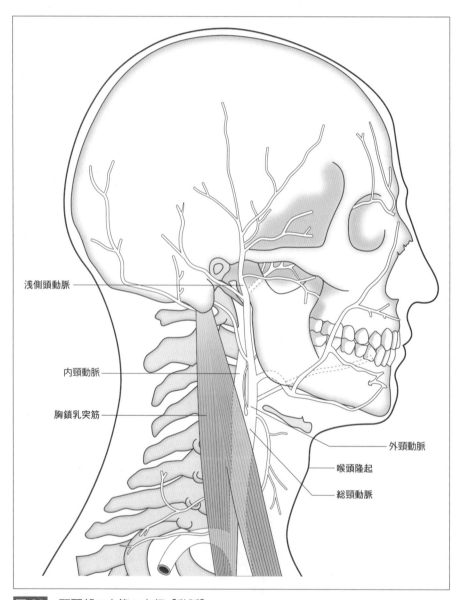

図31　頭頚部の血管の走行［動脈］

II 鼻腔の観察

解剖では，顔面頭蓋は正中線よりも少し右あるいは左で割断されます．したがって，一方の割断面には**鼻中隔**（図32），もう一方の割断面では**鼻腔**（図33）が観察できます．

鼻中隔が観察できる面では，**キーゼルバッハ部位**を確認してみましょう（図32）．

キーゼルバッハ部位は外鼻孔の真上，鼻中隔の前下端で，細い血管が密に分布しており，鼻出血の好発部位ですが，ご遺体では血管の分布を目視する事は困難です．

学習課題
- 鼻腔吸引時の吸引カテーテルの挿入方向
  - 鼻中隔が見える側の割断面（図32）でキーゼルバッハの部位にあたるところに，色を塗ってみましょう．
  - 吸引カテーテルや経管栄養チューブを挿入する時，カテーテルがキーゼルバッハの部位に当たらないように挿入する方向を確認しましょう．

III 咽頭の観察

咽頭は鼻腔や口腔の後方で，胸椎の前を上下に走る円柱状の腔所です．

咽頭は，**咽頭鼻部（上咽頭），咽頭口部（中咽頭），咽頭喉頭部（下咽頭）**の3部に分けられます．

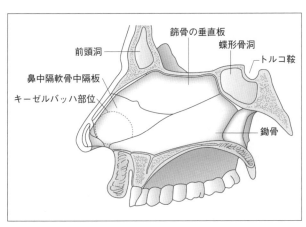

図32 鼻中隔

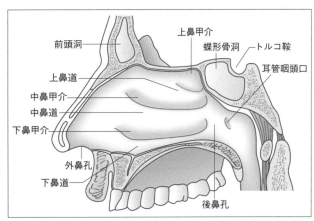

図33 鼻腔の外側壁

学習課題
● 経鼻栄養チューブの挿入経路
・経鼻栄養チューブの経路を 図34 に書き込みましょう．栄養チューブを外鼻孔から上方に向かって挿入した場合に，チューブがどこに当たるか確認してみましょう．
・挿入角度を水平にした場合のチューブの挿入経路を確認し，図34 に書き込みましょう．
・ご遺体で鼻先から耳垂，耳垂から剣状突起までの距離を測定してみましょう．
　また，栄養チューブの実際の通路（外鼻孔→鼻腔→咽頭→食道→胃）にメジャーを当てて距離を測定し，比較してみましょう．

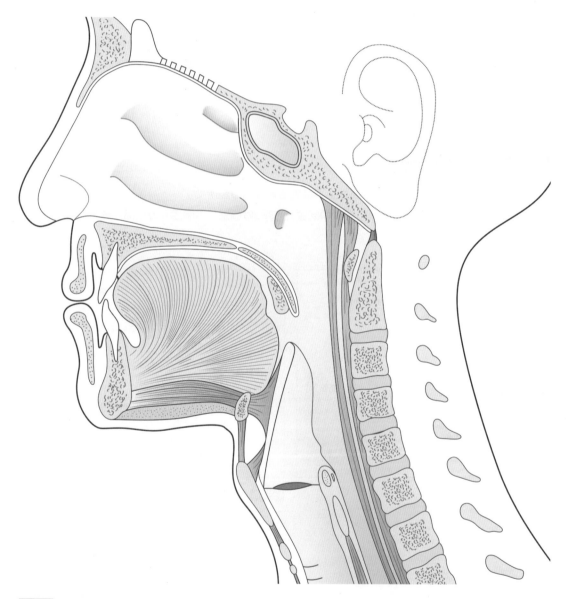

図34　頭頸部（矢状断）

Ⅳ 咽頭後壁の観察

咽頭の後壁が切開されていれば，咽頭や喉頭を後方から 図35 のように観察できます．
① 舌根：口峡の前に見えます．
② 喉頭口と喉頭蓋：嚥下時に喉頭が挙上すると，喉頭蓋は舌根に押さえられて後方に倒れ，喉頭口に蓋をします．つまり，喉頭が挙上しなければ嚥下はできません．
③ 梨状陥凹：喉頭の両側を上下に走る窪みで，嚥下された食物はここを通って食道に流れ込みます．

学習課題
- 咽頭，喉頭口，喉頭蓋，梨状陥凹と食道の位置関係をご遺体で確認し 図35 に名称を記入しましょう．
- ご遺体の喉頭蓋を指で押さえて喉頭口に蓋をしてみましょう．喉頭蓋の先端は咽頭の後壁まで達していることを確認しましょう．
- 咽頭まで運ばれた食塊は喉頭蓋を避けて，喉頭の左右を上下に走る梨状陥凹を経て食道に流入します．この経路をご遺体で確認し，図35 に矢印で記載してみましょう．
- 本冊 P65 図3-15 を参考に，経鼻栄養チューブを鼻と同側の梨状陥凹を経由したときと，逆側の梨状陥凹を経由したときの喉頭蓋とチューブの位置関係，喉頭蓋の動きをご遺体で確認しましょう．

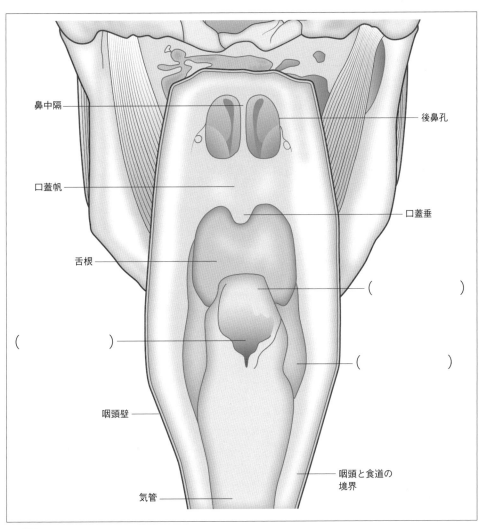

図35 咽頭後壁（咽頭腔）

第5章 上肢・下肢

関連する看護技術・学習内容
- 脈拍測定・血圧測定の技術（本冊第1章 P18）
- 皮下注射・筋肉注射・静脈注射の技術（本冊第6章 P108）

　上肢や下肢には，ヒトとしての活動を特徴づける複雑な動きを支える多くの筋肉や神経があります．ここでは，特に看護師が実践することが多い脈拍や血圧測定，与薬などにかかわる看護技術と関連する内容に絞り学習課題を提示します．

Ⅰ　上肢の観察

1）脈拍触知や血圧測定の技術と関連する学習課題

　図36 を参考に脈拍触知や血圧測定に使われる上肢の動脈の走行を確認しましょう．

(1) 上腕動脈
- 上腕動脈がどこをどのように走行しているのかを観察し，図36，図37 に色づけしましょう．
- 血圧測定時にマンシェットを巻く場所と，その理由を説明してみましょう．
- 血圧測定時に聴診器を置く位置はどこでしょうか．なぜそこに置くのでしょうか．説明してみましょう．

(2) 橈骨動脈
- 橈骨動脈の走行を観察し，図36，図38 に色づけしましょう．
- 脈拍測定部位を確認し，図38 に記入しましょう．
- 橈骨動脈周囲の骨（**橈骨**）や**橈側手根屈筋腱**との位置関係を確認し，橈骨動脈の脈拍を触知するときに，どこに指を当てるとよいかを説明してみましょう．

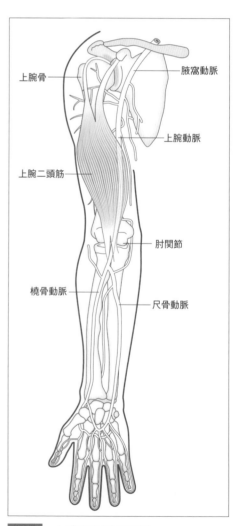

図36　上肢の動脈の走行

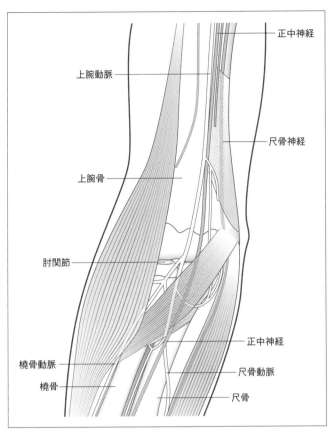

図37 上腕から前腕の動脈と神経

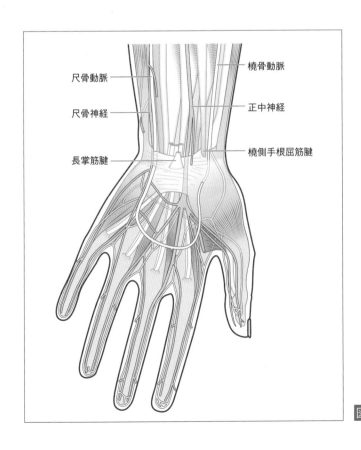

図38 手掌の動脈と神経

35

2）与薬の技術と関連する学習課題

注射に用いられる部位とその周囲の神経，血管の走行を確認し，注射に伴う合併症が生じる理由を検討しましょう．

(1) 上腕への皮下注射

- 上腕の皮下注射部位の選定に必要な以下の骨性指標を確認し 図41 に記入しましょう．
  ①肩峰　②肘頭
- 皮下注射部位を特定し，図41 に記入しましょう．
- 選定した注射部位付近を走る血管や神経を調べてみましょう．皮下組織内を走っている血管や神経は非常に複雑で，全てを同定することは困難です．上肢の血管や神経が剖出されていたら，**尺骨神経，橈骨神経，正中神経**を同定し，その走行を追って 図39 に色を塗ってみましょう．
  手掌と手背の神経支配は，本冊 P124 図6-26 を参考に確認しましょう．
- 尺骨神経，橈骨神経，正中神経の走行から，もしもこれらの神経が損傷された時に生じる症状を考えてみましょう．

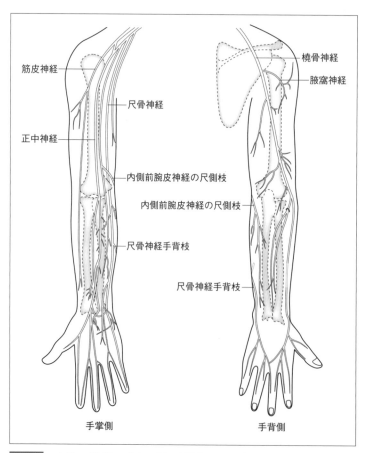

図39　上肢の神経の走行（右手前面・後面）

(2) 三角筋への筋肉注射

- 三角筋での筋肉注射部位を特定し，図41 内に記入しましょう．
- 選定した注射部位付近を走る血管や神経を 図40 を参考に確認し，図41 に記入しましょう．
- 注射時に損傷する危険性のある血管や神経が損傷されるとどのような症状が出るのかを考えてみましょう．

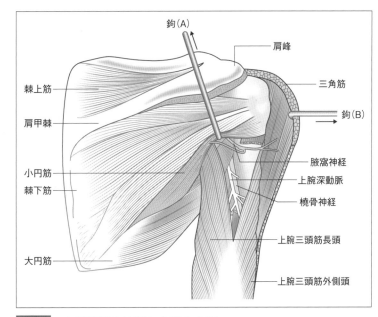

図40　上腕後面の神経と血管の走行

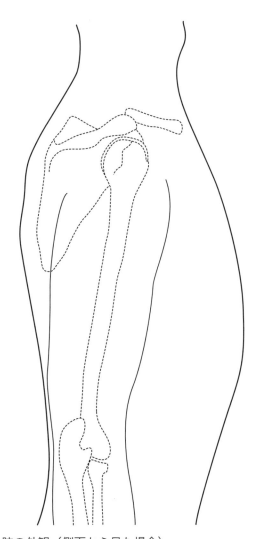

図41　上肢の外観（側面から見た場合）

(3) 前腕における静脈注射

- 図42 を参考に上肢の前面を観察し，確認できた皮静脈に色を塗りましょう．また，これ以外の皮静脈が見つかれば，図43 に追加しましょう．
- 皮静脈の走行には個体差が見られます．他のご遺体の皮静脈も観察して，その違いを確認しましょう．
- 肘窩付近の神経や動脈を調べてみましょう．図43 に確認できた静脈，動脈，神経の位置関係を記載しましょう．これらの位置関係から，採血時に問題となる神経損傷や動脈穿刺がなぜ起こるのか，その原因を考えてみましょう．
- 選定した皮静脈を指で軽く押さえて，皮静脈の感触を確かめてみましょう．また，深層を走る動脈や静脈も指で軽く押さえて，皮静脈との違いを確認しましょう．

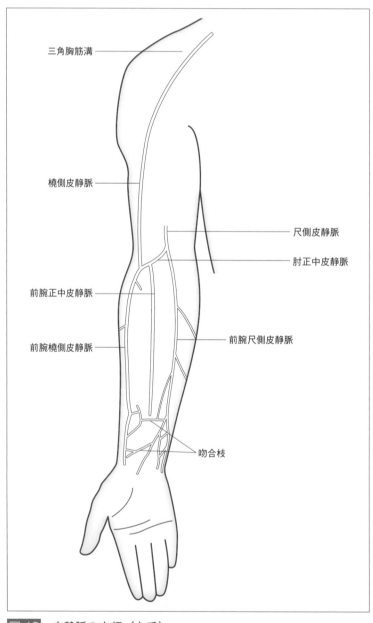

図42　皮静脈の走行（右手）

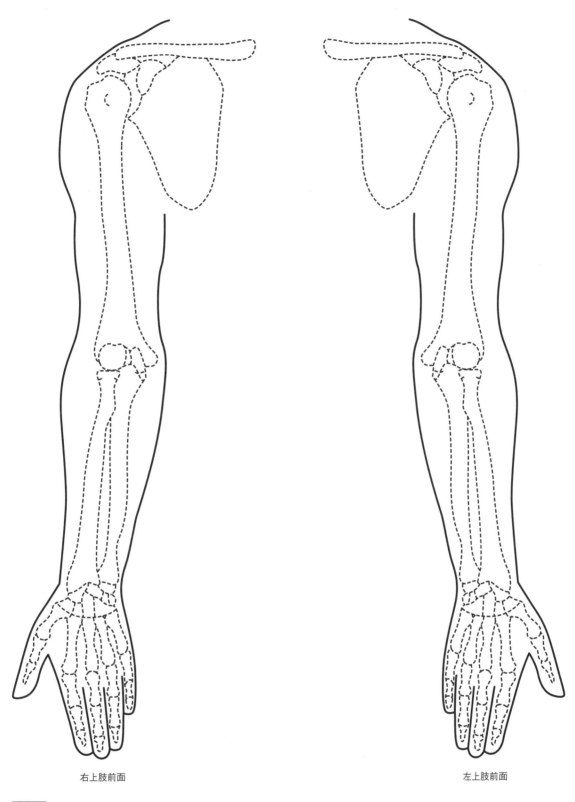

右上肢前面　　　　　　　　　　左上肢前面

図43　上肢の概観

MEMO

Ⅱ 下肢の観察

1）脈拍触知や血圧測定の技術と関連する学習課題

脈拍触知や血圧測定に使われる下肢の動脈を確認しましょう．

(1) 後脛骨動脈

- 後脛骨動脈の走行を確認し，図44に色づけしましょう．
- 脈拍の触知部位を確認し，図44に記入しましょう．
- 脈拍の触知部付近で，後脛骨動脈と周辺の骨や筋・腱との位置関係を確認しましょう．
- 後脛骨動脈の脈拍を触知するためには，どこにどのように指を当てるとよいか説明してみましょう．

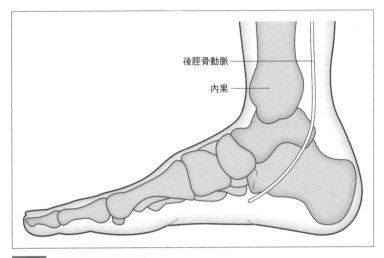

図44　後脛骨動脈の走行

(2) 足背動脈

- 足背動脈の走行を確認し，図45に色づけしましょう．
- 脈拍を触知する場所を確認し，図45内に記入しましょう．
- 脈拍の触知部付近で，足背動脈と骨や腱との位置関係を確認しましょう．
- 足背動脈で脈拍触知を行う際に，どこに指を当てるとよいか説明してみましょう．

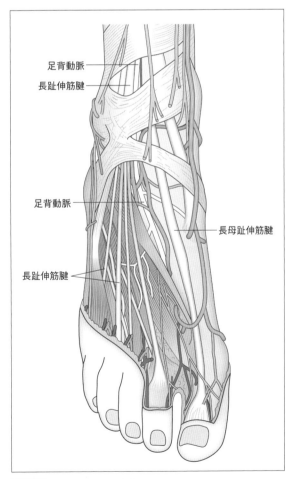

図45　足背動脈の走行

2）与薬の技術と関連する学習課題

中殿筋注射部位とその周囲の神経，血管の走行を確認し，注射に伴う合併症が生じる理由を検討しましょう．

（1）中殿筋への筋肉注射

- 中殿筋注射の部位（①，②）と，その選定に必要な骨性指標（③〜⑥）を 図48 に記入しましょう．

①クラークの点　②ホッホシュテッターの点　③上前腸骨棘　④上後腸骨棘　⑤腸骨稜　⑥大転子

- 図46 を参考に，中殿筋の位置を確認し，図48 に記入しましょう．
- 図47 を参考に，注射部位付近を走る血管や神経を調べ，その名称を列挙しましょう．

注射部位と血管と神経の位置関係を確認し，図48 に記入しましょう．

注射時に損傷する危険性のある血管や神経を確認し，損傷されるとどのような症状が現れるのかを考えてみましょう．

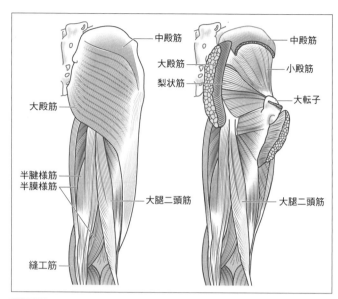

図46　殿部及び大腿後面の筋肉

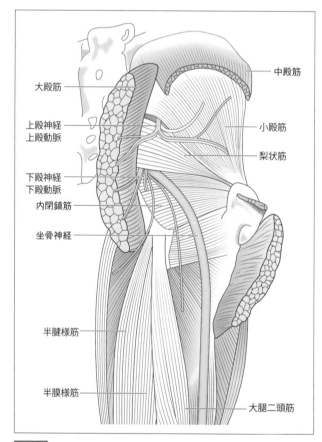

図47　殿部深層の血管と神経
（大殿筋が反転した状態）

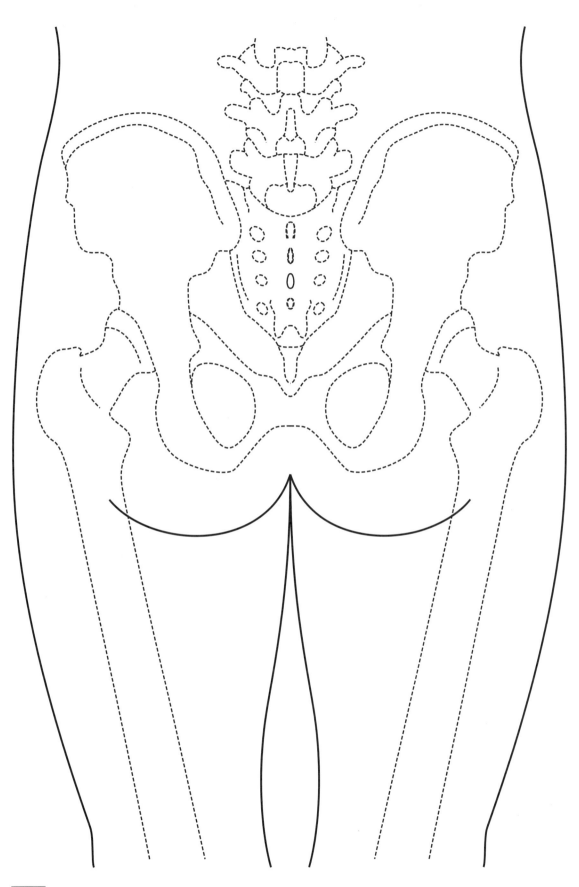

図48 殿部，下肢後面の概観

MEMO

MEMO

人体の構造からわかる看護技術のエッセンス
看護の視点で学ぶ解剖学ワークブック付き
別冊ワークブック　　　　　ISBN978-4-263-23719-9

2019年 1 月10日　第 1 版第 1 刷発行
2020年 5 月20日　第 1 版第 2 刷発行

監修者　三　木　明　徳
編　者　三　谷　理　恵
　　　　澁　谷　　　幸
　　　　荒　川　高　光
発行者　白　石　泰　夫
発行所　医歯薬出版株式会社
〒113-8612　東京都文京区本駒込1-7-10
TEL. (03)5395-7618(編集)・7616(販売)
FAX. (03)5395-7609(編集)・8563(販売)
https://www.ishiyaku.co.jp/
郵便振替番号 00190-5-13816

乱丁, 落丁の際はお取り替えいたします　　　印刷・あづま堂印刷／製本・愛千製本所
Ⓒ Ishiyaku Publishers, Inc., 2019. Printed in Japan

本書の複製権・翻訳権・翻案権・上映権・譲渡権・貸与権・公衆送信権（送信可能化権を含む）・口述権は, 医歯薬出版(株)が保有します.
本書を無断で複製する行為（コピー, スキャン, デジタルデータ化など）は,「私的使用のための複製」などの著作権法上の限られた例外を除き禁じられています. また私的使用に該当する場合であっても, 請負業者等の第三者に依頼し上記の行為を行うことは違法となります.

|JCOPY|＜出版者著作権管理機構　委託出版物＞
本書をコピーやスキャン等により複製される場合は, そのつど事前に出版者著作権管理機構（電話 03-5244-5088, FAX 03-5244-5089, e-mail : info@jcopy.or.jp）の許諾を得てください.